F. P. N. SCHENNETTEN

Das Elektrokardiogramm bei Dystrophie als Beitrag zur physikalisch-physiologischen Analyse des Elektrokardiogramms

Aus der
I. Medizinischen Universitätsklinik der Charité, Berlin
Direktor: Professor Dr. Dr. h. c. Dr. h. c. Th. Brugsch

Das Elektrokardiogramm bei Dystrophie als Beitrag zur physikalisch-physiologischen Analyse des Elektrokardiogramms

VON

DR. MED. F. P. N. SCHENNETTEN
Dozent an der Humboldt-Universität Berlin

1951

AKADEMIE-VERLAG · BERLIN

Erschienen im Akademie-Verlag GmbH., Berlin NW 7, Schiffbauerdamm 19
Lizenz-Nr. 202 · 100/66/51

Gesamtherstellung: Thüringer Volksverlag GmbH., Zweigniederlassung Altenburg, Werk I (Pierer)
Bestell- und Verlagsnummer: 5068

Printed in Germany

VORWORT

Die Arbeit von Herrn *Schennetten* hat eine doppelte Bedeutung: Sie stellt die elektrokardiographischen Befunde dar, die man an einem Herzen findet, das irgendwie der Rückbildung durch *Mangel an Ernährungsstoffen* für kürzere oder längere Zeit ausgesetzt gewesen ist. Das elektrokardiographische Verfahren scheint dabei das feinste Reagenz zu sein für die Nachweisung solcher Rückbildungserscheinungen und darum klinisch unersetzlich. Andererseits hat Herr *Schennetten,* der die elektrokardiographische Methode nicht nur vom Standpunkt der Diagnostik aus, sondern auch vom *physikalischen* bzw. vom *physiologischen* Standpunkt aus beherrscht, hier den Versuch gemacht, eine physikalische Analyse des Ekgs bei Dystrophie durchzuführen. Vom rein wissenschaftlichen Standpunkt aus ist dieser Teil seiner Arbeit der wichtigere. Seine Vorstellungen von der Niederspannung scheinen richtig und parallel mit den Ergebnissen zu liegen, wie sie besonders schon *Schaefer* mit seiner Schule der Analyse des Ekgs gezeigt hat. Die Arbeit enthält mehr an Feststellungen, als sie etwa nur durch den Titel im großen und ganzen zum Ausdruck gebracht werden können. Sie ist auch in vieler Beziehung ein Vorbild dafür, daß die Elektrokardiographie der Klinik nicht nur als eine Registriermethode anzusehen ist, die statistisch mit klinischen Befunden in Beziehung gebracht werden kann, sondern daß sie eine physikalisch-physiologisch-diagnostisch-analytische Methode ist.

Professor Dr. Theodor Brugsch

INHALT

EINLEITUNG

Die Dystrophie (bzw. Inanition) als Folge alimentärer Mangelzustände tritt im klinischen Bilde zur Zeit nicht mehr auf. Gleichwohl erscheint eine zusammenfassende Analyse der seit 1945 beobachteten Ekg-Veränderungen berechtigt, da derartige Umstellungen im Wasser-Eiweiß- und Mineralhaushalt unter Umständen aufschlußreiche Einblicke in die physikalisch-physiologischen Grundlagen des Ekg[1] vermitteln. Daneben dürfte interessieren, inwieweit Dystrophie für Ekg-Veränderungen *ursächlich* in Betracht kommt. Auf gleicher Ebene liegt die Frage, ob es möglich ist, eine *primär kardiale* von einer *dystrophisch* bedingten Insuffizienz des Herzens zu trennen.

Im deutschen Schrifttum hat wohl als erster *Berning* im Jahre 1943 von elektrokardiographischen Veränderungen bei alimentären Mangelzuständen, die in einer Ruhebradykardie ohne Verlängerung der PQ-Zeit bestanden, gesprochen. Später faßten *Berg* und *Berning* sowie *Berning* ihre Beobachtungen wie folgt zusammen: flache Nachschwankungen in etwa 40%, flache Vorhofzacken – unabhängig von der Bradykardie – in etwa 35% der Fälle. Gelegentlich traten kleine Ausschläge aller Ekg-Zacken auf, in seltenen Fällen auch Veränderungen der Reizleitung oder Reizbildung. 1946 fanden *v. Kreß* und *Langecker* ziemlich regelmäßig Abflachung der T-Zacken bei normaler Überleitungszeit. Die Beurteilung der Ekg. von Kranken mit trophischen Ödemen ist nach diesen Autoren erschwert, weil „infolge des Wassermantels eine allgemeine Niederspannung bestehe". *Esser* und *Dumont* erwähnten die Häufigkeit deutlicher U-Wellen; sie sahen gelegentlich interpolierte Extrasystolie sowie eine verlängerte QT-Dauer bei normaler PQ-Zeit. In Form des partiellen AV-Blockes sollen Störungen der Erregungsleitung nach *v. Falkenhausen* „ungeheuer häufig" vorkommen, während *Eggers* Verlängerung der PQ-Zeit bei einer ziemlich regelmäßigen Bradykardie sowie häufiger Niederspannung von R, S und T beschrieben hat.

---

[1] Abkürzungen: Ekg = Elektrokardiogramm,
Ekg. = Elektrokardiogramme,
EK = Elektrokardiograph,
EK. = Elektrokardiographen.

Vergleichende Angaben über Ekg und röntgenologische Herzveränderungen finden sich bei *Klotzbücher*. Er wirft auch die Frage auf, ob die Herzbefunde rein alimentär bedingt seien oder ob sich ein älterer Myocardschaden „durch die Mangelernährung“ verschlechtert habe. Die allgemeine Niederspannung, die auch bei Benutzung von Nadelelektroden vorhanden sei, wird durch „diffuse Ödematose“ erklärt. Es sei sicher anzunehmen, daß selbst in manchen Fällen fehlender Niederspannung reversible Ekg-Veränderungen (Abflachung von T und Verlängerung von QT) auftreten könnten. Die Veränderungen der T-Zacke, der Herzgröße und -form vermag er nicht ohne weiteres zu deuten.

Mit der *Rückbildung* von Ekg-Veränderungen bei Unterernährung befaßt sich eine Arbeit von *Simson, Henschel* und *Keys*.

Diese amerikanischen Autoren setzten 32 bis 100 Versuchspersonen 24 Wochen auf eine Hungerdiät von 1660 Kal. täglich und nahmen Ekg. vor, während und nach dieser Zeit auf. Während die Versuchspersonen durchschnittlich 24 Pfund an Gewicht einbüßten, fanden sich folgende Ekg-Veränderungen: Sinusbradykardie, Zunahme der QT-Dauer, Verringerung der Zacken-Amplitude sowie eine Rechtsachsenverschiebung. Die Verlängerung von QT lief zeitlich der Sinusbradykardie nicht völlig parallel. Der verminderte Einfluß vegetativer Tonusschwankungen bestätigte sich dadurch, daß die respiratorische Beeinflussung der Pulsfrequenz im Hungerzustand geringer wurde und daß ferner die Anpassung der QT-Dauer an die Herzfrequenz bei maximaler Inspiration gestört war. Meistens bildeten sich in der Erholungsphase die Ekg-Veränderungen zurück. Als wahrscheinlichste Ursache wird von den Autoren eine Verschlechterung der Myocardfunktion angenommen; auch der Faktor der verkleinerten Herzgröße oder das relative Überwiegen des rechten Herzens wird in Betracht gezogen. Weiterhin haben *Yasaki* und *Mandai* 11 Versuchspersonen 44 Stunden hungern und dursten lassen. Sie stellten dabei neben Absinken der Pulsfrequenz und Pulsdruck-Amplitude eine Abnahme der atrioventrikulären Überleitungszeit, hingegen eine Zunahme der Ventrikelkontraktionsdauer fest. Die Amplitude von P nahm ebenso wie die von R gering zu, während diejenige der S-Zacke etwas kleiner und die von Q unverändert gefunden wurde. Bei jüngeren Individuen wurde T größer, bei älteren kleiner.

Keine Ekg-Veränderungen bei Dystrophie sahen außer *Landen* noch *Landes* und *Arnold* sowie *Reindell* und *Klepzig*. Auch *Bansi, Heilmeyer, Ickert, Malten, Ratschow* und *Ströder* sowie *Schulten* vermißten nennenswerte elektrokardiographische Veränderungen.

Schließlich sei noch auf einige Angaben von pathologisch-anatomischer Seite hingewiesen. *Linzbach* kommt – wohl unter Mitberücksichtigung der seit 1945 an unserer Klinik erhobenen Ekg-Befunde – zu der Auffassung, das typische Niedervoltage-Ekg beim „Hungerherzen“ sei vor allen Dingen auf eine Veränderung der Leitfähigkeit des Gewebes infolge ödematöser Durchtränkung zurückzuführen. Insbesondere könnte durch das von *Linzbach* beschriebene periphere „Mantelödem“ der einzelnen Herzmuskelfasern eine Veränderung der Leitfähigkeit des Herzmuskels bewirkt werden. Dieses

„Mantelödem" steht im Gegensatz zu dem von *Dürck* beschriebenen „zentralen" Ödem des Beri-Beri-Herzens. So liegen bei ersterem die intakten Fibrillen zentral, bei letzterem in der Peripherie, während sich das Sarkoplasma in beiden Fällen vakuolenartig vermehrt hat. Die nachträgliche Sichtung der von *Linzbach* eingehend mikrometrisch-histologisch untersuchten 3 extremen Fälle von „Hungerherzen" ergab, daß leider nur einmal ein Ekg vorlag. Dieses Ekg wies eine R-Zacken-Amplitude von 0,65 mV max. bei relativ flachen Endzacken in allen Abteilungen auf. Es war klinisch unter der Diagnose „Myokardschaden" geführt worden.

Sellberg bestätigte im wesentlichen die *Linzbach*schen Befunde. Auch *Sellberg* fand an Inanitionsleichen eine hydropische Degeneration des Herzmuskels ohne Beteiligung des Reizleitungssystems. Dieser Befund wurde von *Giese* dahingehend differenziert, daß die knotenfernen Abschnitte des Reizleitungssystems stärker betroffen waren; der Sinusknoten war nicht, der AV-Knoten nur gering in Mitleidenschaft gezogen. Desgleichen fand *Dürck* nur eine geringe Beteiligung des Reizleitungssystems, hingegen deutlichen Fibrillenzerfall und Sarkolyse.

GANG DER UNTERSUCHUNG

Das vorliegende Beobachtungsgut der I. Medizinischen Universitätsklinik und Poliklinik der Charité wurde in 2 Gruppen unterteilt.

Die *erste* Gruppe umfaßt insgesamt 42 Patienten mit der überwiegenden Diagnose „Dystrophie" (oder einer diesem Bilde entsprechenden Bezeichnung), die von Juli 1945 bis März 1946 stationär behandelt wurden und von denen eingehende Ekg-Untersuchungen vorlagen. Ausnahmslos handelte es sich hierbei um ödematöse Formen, zum Teil ausgeprägtester Art. Zehn dieser Patienten kamen ad exitum et sectionem.

Bei einigen stellte sich erst post mortem eine zusätzliche Erkrankung als wahrscheinliche Todesursache heraus (in einem Falle Oberlappen- und Dünndarm-Tbc., in einem weiteren chronische Ruhr und schließlich ein Fall von septischer Allgemeininfektion, die von einer linksseitigen eitrigen Parotitis ausging). Hier dürfte der Faktor der Zweiterkrankung nicht unwesentlich gewesen sein. Wir werden daher diese Fälle weiter unten gesondert besprechen.

Die *zweite* Gruppe setzte sich aus 196 ambulanten Patienten zusammen.

Innerhalb der zweiten Gruppe kamen neben der „nassen" auch „trockene" Formen sowie Fälle von lipophiler Dystrophie vor.

Die Ekg. wurden stets am liegenden Patienten aufgenommen. Zumeist wurde der *Siemens*-Universal-EK mit Dreifach-Simultanschreibung, gelegentlich auch der transportable *Siemens*-Spannungs-EK benutzt. In zahlreichen Fällen erfuhr die periphere Standardableitung nach *Einthoven* eine Ergänzung durch praecordiale Ableitungen (CF_{1-4} entsprechend der amerikanischen Nomenklatur). In Gruppe I wurde regelmäßig praecordial (CF_{2-4}) abgeleitet. Bei den praecordialen Ableitungen wurden die Amplituden von R_{praec} und S_{praec} nicht getrennt ausgemessen, um die gesamte „Intrinsic deflection" (*Lewis*) zu erfassen.

ERGEBNISSE

Die *Frequenz* blieb am Anfang und Ende innerhalb der *ersten* Gruppe mit durchschnittlich 71 bzw. 70 Schlägen/Min. bei den Entlassenen praktisch gleich. Entgegen unseren Erwartungen fand sich bei den Durchschnittswerten also keine Bradykardie, erst recht nicht bei den ad exitum gekommenen Patienten. So betrug deren Anfangswert im Mittel 104, der Terminalwert 110 Schläge/Min. Hochgradige Bradykardien waren nur spärlich anzutreffen. In den frühen Stadien der Bradykardie scheint übrigens eine besondere Atropinempfindlichkeit, das heißt erhebliche Frequenzsteigerung nach Atropin vorzuliegen, die sich in den späteren Stadien häufig verliert (Abb. 1). Über die Verteilung der Frequenzen innerhalb der Gruppe II (ambulante Patienten) gibt Tab. I Auskunft, aus der zu entnehmen ist, daß hier ausgeprägte Bradykardien häufiger vorkamen:

Tabelle I

Verteilung der Frequenzen innerhalb Gruppe II (ambulante Patienten)

30–40	40–50	50–60	60–70	70–80	80–90	90–100
4	18	46	27	31	31	26

100–110	110–120	120–130	130–140	140–150	150–160
4	4	2	–	2	1

Insgesamt 196 Fälle.

PQ-Dauer

Im Gegensatz zu meistens im Schrifttum berichteten Verlängerungen zeigte die PQ-Zeit in unserem Krankengut keine nennenswerte Abweichung von der Norm. Die Überleitungszeit lag mit 0,13 Sek. an der unteren Grenze der Norm und blieb zu Beginn und Beendigung der stationären Beobachtung völlig gleich. Die Durchschnittswerte für die tödlich verlaufenen Fälle lauteten 0,10 bzw. 0,13 Sek. Hier bestand also zu Beginn eine relative Verkürzung, die sich im Laufe der stationären Behandlung etwas zurückbildete.

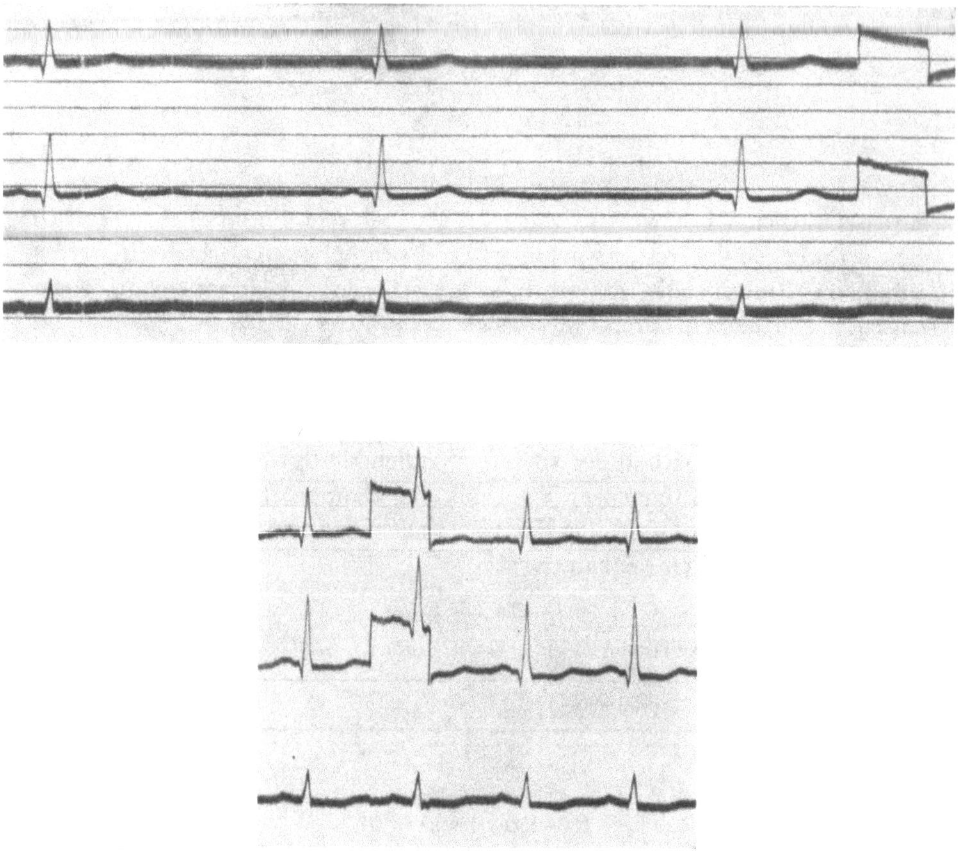

Abb. 1. Hochgradige Sinusbradykardie um 40, zugleich mit einer auf 0,11 sec verkürzten PQ-Zeit. In der *unteren* Reihe Ekg des gleichen Patienten, 15 Min. nach 1 mg Atropin. sulf. i.v. Die Frequenz ist auf 150 unter gleichzeitiger leichter Senkung von ST_{II} und ST_{III} angestiegen. Die PQ-Zeit blieb mit 0,10 sec nahezu unverändert.

(Pat. Willi Sch. aus Gruppe II, 54 Jahre, chronischer Erschöpfungszustand ohne Ödeme.)

Auffällig war ferner, daß selbst in Fällen ausgesprochener Sinusbradykardie nicht selten abnorm kurze PQ-Zeiten vorkamen (vgl. auch Abb. 1). Natürlich muß man sich hüten, eine atrioventrikuläre Dissoziation mit bradykarder Frequenzangleichung des automatisch schlagenden AV-Knotens, bei der die Dissoziation durch gleichen PQ-Abstand vorübergehend überdeckt ist, etwa mit einer Sinusbradykardie zu verwechseln, wie wir es in einem Falle mit einer Frequenz von 50 Schlägen/Min. beobachten konnten. Durch Kniebeugen- oder Atropinbelastung lassen sich jedoch derartige Bilder rasch aufklären (Abb. 2).

Die verkürzte PQ-Zeit war oft von einer Senkung der ST-Strecke begleitet; durch Ösophagus-Ableitung ließ sich dann zumeist feststellen, ob eine echte Senkung von ST vorlag oder ob lediglich eine solche durch eine dicht hinter die QRS-Gruppe fallende TP-Zacke vorgetäuscht war.

Auf die Beobachtung der relativ verkürzten PQ-Zeit werden wir andernorts ausführlicher zurückkommen; dieses Symptom war auch in der *zweiten* Gruppe häufig.

QRS-Gruppe

Hier betrug der Durchschnittswert zu Beginn der stationären Aufnahme 0,063 Sek., gegen Ende 0,064 Sek. und blieb damit nahezu gleich. Bei den ad exitum gekommenen Patienten nahm die QRS-Dauer von 0,058 Sek. auf 0,068 Sek. gering zu. Damit bestätigt sich die Beobachtung der meisten Autoren, daß eine nennenswerte Verbreiterung von QRS, zumindest in den unkomplizierten Fällen von Dystrophie, vermißt wird.

Geringe Aufsplitterungen von QRS kamen vor. Traten diese während der stationären Beobachtung auf, so konnte eine zunächst erfolgte Amplitudenzunahme von QRS wieder zurückgehen. Daneben war jedoch auch häufig eine vorübergehende Amplitudenabnahme ohne Aufsplitterung von QRS zu beobachten.

QT-Dauer

Auch innerhalb der QT-Dauer waren wesentliche Veränderungen nicht zu verzeichnen. Die QT-Dauer betrug bei den *entlassenen* Patienten der *ersten* Gruppe zu Beginn 0,347 Sek. gegenüber einem Durchschnittswert von 0,343 Sek. am Ende der stationären Beobachtung. Die fehlenden Schwankungen hängen wohl mit der ebenfalls kaum veränderten Frequenz zusammen. Innerhalb der *zweiten* Gruppe, bei der es sich zumeist um subchronische, länger bestehende Fälle von Dystrophie handelte, kam jedoch nicht selten eine Tendenz zu relativer Verlängerung der QT-Dauer vor.

Die QT-Dauer der *verstorbenen* Patienten der *ersten* Gruppe betrug 0,32 Sek. bei der Aufnahme, gegenüber 0,31 Sek. ante exitum.

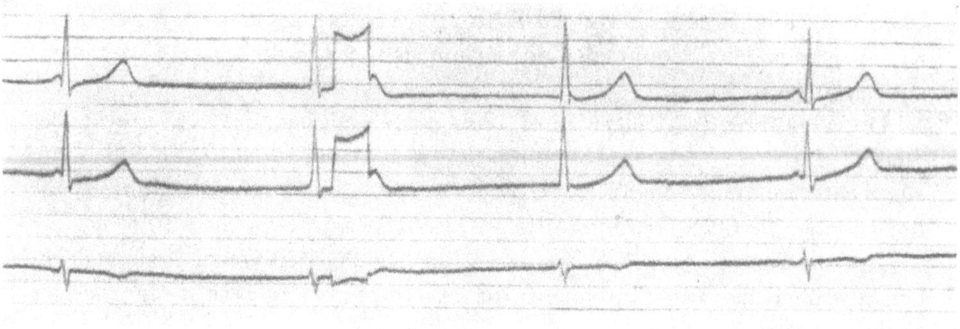

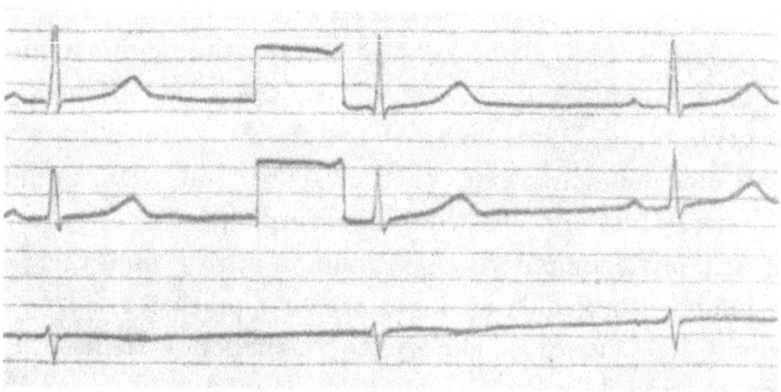

Abb. 2.

Oberes Ekg: *Scheinbare Bradykardie bei atrioventrikulärer Dissoziation* mit einer Frequenzangleichung des Knotenrhythmus an den Sinusrhythmus, die beide eine Frequenz von etwa 50 aufweisen.

Unteres Ekg: *Nach Kniebeugenbelastung* trat unter geringer Frequenzsteigerung regelrechter Sinusrhythmus mit einer PQ-Zeit von 0,15 sec auf.

Damit fallen sowohl die Werte dieser Patienten als auch die der ad domum entlassenen Patienten nahe an den unteren Grenzwert der Norm.

Zuweilen war es schwierig, die QT-Dauer exakt zu bestimmen, da gelegentlich die T-Zacke mit einer kleinen „terminalen Negativität" endete. Besonders in den praecordialen Ableitungen CF_1 und CF_2 war dies zu beobachten. In Zweifelsfällen haben wir die QT-Dauer der peripheren Standardableitung mit dem praecordialen Wert verglichen und den höchsten Wert gewählt.

Q- und S-Zacke

Im Gegensatz zur R- und T-Zackenamplitude zeigte die Q- und S-Zackenamplitude zumeist nur unbedeutende Schwankungen. Oft fehlte die S-Zacke bzw. ging bogenförmig in die ST-Strecke über, wie dies in anderem Zusammenhang bereits Gegenstand einer Untersuchung von *Petrides* und *Barcyk* gewesen ist. Dabei ist zu berücksichtigen, daß ohnedies bei linkstypischen Ekg ST_1, bei rechtstypischen ST_3 gering bogenförmig erhöht abgehen kann, worauf u. a. *Wendt* hingewiesen hat. Daneben wurde in unseren Fällen auch bei normalem Positionstyp des Ekg ein bogenförmig erhöhter Abgang von ST, zum Beispiel in Ableitung II und III, nicht selten gesehen. In anderem Zusammenhange hat *Athanasiou* auf ähnliche Befunde aufmerksam gemacht.

Auch kam gelegentlich eine sogenannte Zwischenzacke, wie sie von *Kisch* für Fälle von Myokardfibrose beschrieben worden ist, zur Beobachtung. Sie entspricht einer in den bogenförmigen Übergang von R in ST eingeschalteten kleinen S-Zacke. Eine derartige Zwischenzacke haben wir jedoch nicht für solche Fälle angenommen, in denen eine „Zwischenzacke" nur entsprechend den respiratorischen Amplitudenschwankungen periodisch auftrat. Besonders bei Jugendlichen und vegetativ Labilen konnte letzteres in etwa 10% der Fälle von Gruppe II festgestellt werden.

Im einzelnen betrug der *Durchschnittswert* der Amplituden von S innerhalb der *Gruppe I* zu Beginn 0,08 mV, gegenüber einem Endwert von 0,11 mV. Die Zunahme war also mit 0,03 mV im Mittel relativ gering.

R-Zacke

Untersucht man die *R-Zackenamplitude* im *einzelnen,* so ergibt sich in Bestätigung der Angaben einzelner Autoren verhältnismäßig häufig eine Niederspannung von R. Aus der Angabe des *Durchschnittswertes* von R scheint dies nicht ohne weiteres hervorzugehen. So betrug die durchschnittliche Amplitude innerhalb der *ersten* Gruppe zu Beginn der stationären Behandlung 0,75 mV. Demnach könnte man allenfalls von einer angedeuteten Niederspannung sprechen. Legt man indessen eine *Verteilungskurve* an, so

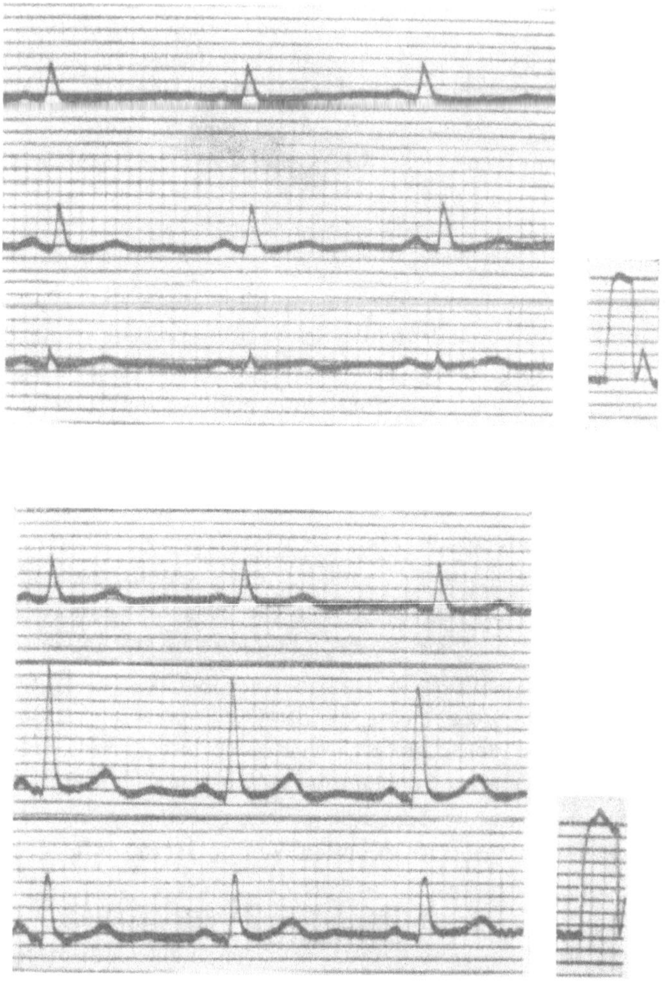

Abb. 5. Typisches Beispiel für Ekg-Veränderungen bei Inanition, der *Gruppe II* (ambulante Patienten) entnommen. (Margarete D., 49 Jahre.)

Oberes Ekg vom 29. 7. 1946: Deutlicher trophischer Ödemzustand. Herz röntgenologisch etwas schlaff, Größe an der oberen Grenze der Norm.

Unteres Ekg, 7 Tage später: Trophische Ödeme nahezu ausgeschwemmt, Herz röntgenologisch nicht nennenswert verändert. Patientin hat weder Digitalis noch Digitaloide erhalten. Besonders deutlich ist die Niederspannung, vornehmlich der R-Zacke, die sich rascher zurückbildet. Außerdem ist die PQ-Zeit relativ verkürzt.

läßt sich unschwer die größere Häufigkeit von kleineren Amplituden bis 0,6 mV ablesen. Der Einfluß des Inanitionszustandes auf die R-Zackenamplitude geht zudem aus der Tatsache hervor, daß gegen Ende der stationären Behandlung die R-Zackenamplitude beträchtlich anstieg (um 0,25 mV auf 1,0 mV). Als typisches Beispiel für diesen Vorgang sei das Ekg der Patientin Margarete D. (49 Jahre), die an trophischem Ödemzustand litt, wiedergegeben (Abb. 3).

Bei der Aufnahme betrug die R-Zackenamplitude in Ableitung II 0,35 mV, hatte jedoch bereits 7 Tage später um mehr als das Doppelte (auf 0,72 mV) zugenommen. Die relativ gleiche Amplitudenzunahme zeigte R in den übrigen Ableitungen. Es sei vorweggenommen, daß auch die T-Zacke beträchtlich an Höhe zunahm (von 0,06 auf 0,12 mV). Weiterhin geht aus diesem Beispiel hervor, daß die PQ-Zeit mit 0,12 Sek. (bei einer Frequenz von 75 Schlägen/Min.) an der unteren Grenze der Norm lag; dies blieb ebenso wie die deutlichen U-Zacken auch *nach* der Ödemausschwemmung bestehen.

Als Besonderheit in Gruppe II ist noch das Ekg eines Patienten mit *Überspannung* (*Lepeschkin* spricht von „Hochspannung"), also über der Norm liegenden Amplituden von R, hervorzuheben.

Es handelte sich um einen 33jährigen, vegetativ sehr labilen Patienten mit chronischem Erschöpfungszustand ohne Ödembildung. Die maximale R-Zackenamplitude betrug in der II. Ableitung 4 mV! Auch T_{II} war überhöht (1,1 mV). Daneben war die PQ-Zeit bei einer Minutenfrequenz von 65 Schlägen relativ verkürzt (Abb. 4).

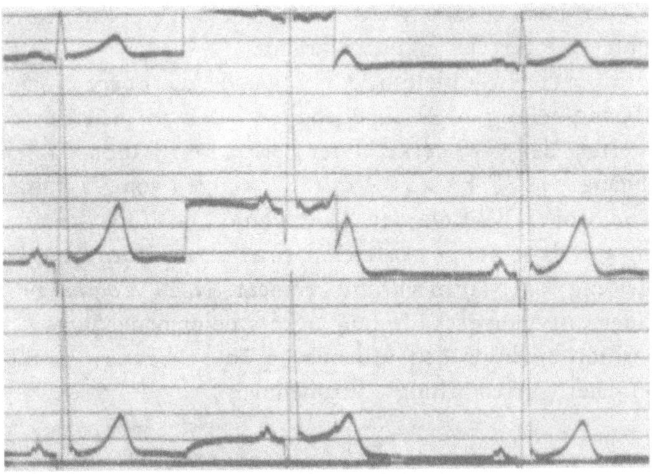

Abb. 4. *Überspannung der R- und T-Zacke* bei Inanition.

Chronischer Erschöpfungszustand. Keine Ödeme. (Kurt Fr., 55 Jahre.) R_{II}: 4 mV; T_{II}: 1,1 mV. PQ-Zeit auf 0,1 sec bei einer Minutenfrequenz von 65 abnorm verkürzt.

Es scheint, als ob die leichten Fälle von Inanition, die noch unter das Bild der „chronischen Erschöpfung" fallen, häufiger eine derartige, wenngleich weniger ausgesprochene Überspannung von R bzw. T erkennen lassen. In dem vorliegenden Krankengut kommt dies deshalb kaum zum Ausdruck, weil es sich um mittlere bis schwerste Formen von Dystrophie handelte. Hinsichtlich des *Positionstyps* ist ein relativ häufiges Vorkommen linkstypischer Ekg. zu erwähnen, während eher rechtstypische Ekg. zu erwarten gewesen wären, insofern man sich der schlanken Herzsilhouetten erinnert, die *Berning* veröffentlicht hat. Allerdings fand sich in manchen Fällen unseres Krankengutes – bei gleichzeitiger muskulärer Insuffizienz – auch *röntgenologisch* eine Linksvergrößerung des Herzens.

ST-Strecke

Die ST-Strecke war in etwa einem Drittel der Fälle der Patientengruppe I vorübergehend abnorm ausgebildet. Innerhalb der Patientengruppe II kamen „krankhafte" Veränderungen von ST seltener vor. Auch bei linksbetonten Ekg. traten die Abweichungen der ST-Strecke von der Norm fast stets in den Ableitungen II und III auf. Im einzelnen bestanden diese bei der peripheren Standardableitung in muldenförmiger, gestreckt oder konvex verlaufender Senkung der ST-Strecke. Das Ausmaß der Senkung überschritt selten den Wert von 0,1 mV. Besonders hervorzuheben ist der nicht seltene Befund, wonach es im Verlaufe der stationären Beobachtung zu einem Formwandel von ST und dabei auch zu einem Wechsel von einer gesenkten zu einer bogenförmig erhöhten ST-Strecke kommen konnte.

In der praecordialen Ableitung CF 2 wurde die obere Normgrenze für erhöhten Abgang häufig nicht innegehalten. Gelegentlich sahen wir, auch ohne Veränderung der ST-Strecke in der peripheren Standardableitung, einen erhöhten Abgang von ST bis zu 0,4 mV. Senkungen von ST kamen hingegen nur selten vor, wobei diese nie den Wert von 0,1 mV überschritten. Schließlich sei noch auf das häufige Auftreten einer „Sattelform" von ST, besonders in Ableitung CF_2, aufmerksam gemacht. Nach *Holzmann* gilt sie als Ausdruck einer „Myokardschädigung". Sie scheint neuerdings – ebenso wie der nicht positionsbedingte bogenförmig erhöhte Abgang von ST – auch in Fällen chronischer „Erschöpfung" zuzunehmen.

T-Zacke

Grundsätzlich fanden sich innerhalb der *ersten* Gruppe auffallend häufig flache T-Zacken. Demnach lag bei Beginn der stationären Behandlung über die Hälfte der T-Zackenamplitude unter 0,2 mV und wich erheblich von dem *Holzmann*schen Mittelwert (0,31 mV) ab. Auch in Gruppe II wurden überwiegend flache T-Zacken gesehen. Gelegentlich kamen jedoch auch überhöhte, das heißt oberhalb des *Holzmann*schen Mittelwertes liegende T-Zacken zur

Beobachtung. Die Amplitude konnte dann 1 mV und mehr betragen (vgl. Abb. 4 und 5). Es handelte sich hierbei zumeist um jüngere Patienten mit weniger ausgeprägtem Inanitionszustand bzw. um Fälle von lipophiler Dystrophie. Derartig spitzhohe Amplituden von T findet man sonst nur selten bei ganz ausgesprochener vegetativer Labilität Jugendlicher; freilich werden derartige Bilder auch durch experimentelle Hypoxämie ausgelöst („T en dôme", „Kirchturm-T" *Borgard*). In Abl. CF_2 endete die T-Zacke verhältnismäßig häufig mit einer sehr kleinen terminalen Negativität.

U-Zacke

Allgemein haben wir eine deutliche U-Zacke verhältnismäßig oft, etwa in einem Drittel der Fälle, beobachten können. Vereinzelt kam daneben eine an die T-Zacke sich anschließende muldenförmige Senkung vor, die dann in die U-Zacke überging. Dies scheint jedoch nicht nur Fällen von Dystrophie vorbehalten zu sein. Auch hatten wir den Eindruck, als ob bei normaler oder verkürzter QT-Dauer die U-Welle nicht selten an die T-Zacke „heranrückte". Natürlich wurde die Möglichkeit eines technischen Fehlers in Betracht gezogen (so der einer sog. „Ausschaltzacke" infolge etwa geänderten Elektrodenübergangswiderstandes; doch schied dies wegen der normalen Amplitude und Abklingzeit der Eichzacke als Fehlerquelle aus). In anderen Fällen war die U-Zacke sehr deutlich vom Ende der T-Zacke getrennt.

Verhältnis der T- zur R-Zackenamplitude

Vergleicht man die Amplitudenverhältnisse der T- zur R-Zacke, so zeigt sich keineswegs immer ein gleichlautendes Bild. Es ging also eine Amplitudenabnahme von R nicht stets mit einer solchen der T-Zacke einher.

Die meisten T:R-Verhältniswerte lagen in Gruppe II unterhalb dem normalen Verhältniswert von 0,3 (*Holzmann*). Nicht selten konnte ein „Mißverhältnis" der T- zur R-Zackenamplitude *zugunsten von* T beobachtet werden, wie es ähnlich bei Patienten mit klinischer Angina pectoris bzw. Myokardfibrose bereits beschrieben worden ist (Abb. 5). Auf eine der Ursachen dieses „Mißverhältnisses" werden wir später bei der Deutung der Befunde zurückkommen.

Versucht man eine Einteilung des Verhältnisses der Zackenamplitude T/R unter Berücksichtigung der peripheren und praecordialen Ausschlagshöhe, so läßt sich dies – entsprechend einer von *Winternitz* als erstem angegebenen Unterscheidung – als periphere und praecordiale Niederspannung[1] vornehmen. Darüberhinaus ergibt sich prognostisch folgendes Bild (Abb. 6).

---

[1] *periphere* Niederspannung von R : unter 0,6 mV.
praecordiale Niederspannung von R/S : unter 1,0 mV.

Ausnahmslos günstigen Verlauf wiesen die Fälle mit normalen Amplituden von T/R (Abb. 7) peripher und normalen oder kleinen Amplituden praecordial auf.

Ebenfalls *gut* war die Prognose bei Niederspannung von R und positiven Endzacken peripher einerseits, normaler oder kleiner Amplitude praecordial andererseits (Abb. 8).

Günstig war auch die Prognose bei *flachen* T-Zacken und Niederspannung von R peripher, hingegen normaler Amplitude von R praecordial (Abb. 9).

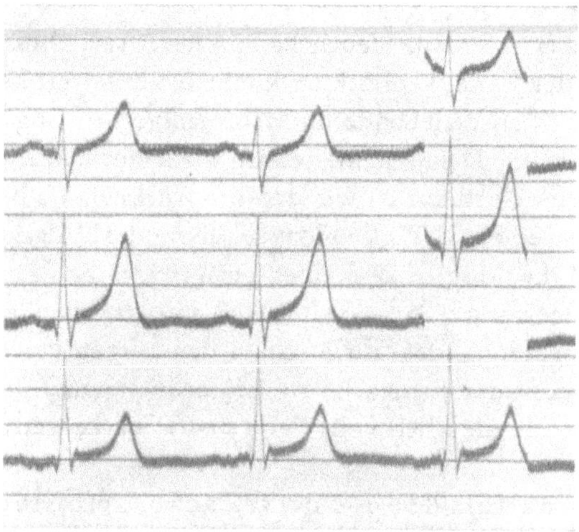

Abb. 5. *Überhöhte T-Zacken* und *Mißverhältnis* der *R/T-Zacken-Amplitude*.
Pat. (Manfred A., 17 J.) litt einige Monate vor der Ekg-Aufnahme an trophischen Ödemen geringen Grades. T II: 1 Millivolt. R II: 1,2 mV. Verhältnis T/R 0,85.
Die Form der T-Zacke erinnert an das spitzgipflige „T en dôme", wie man es auch bei partiellem O_2-Entzug finden kann.

Schlecht war die Voraussage bei peripherer Niederspannung von R und flach-positiven T-Zacken, die von Niederspannung von R praecordial und positivem oder flachem T praecordial begleitet waren (Abb. 10).

Es ist zu ergänzen, daß nicht nur die einzelnen Gruppen untereinander, sondern auch innerhalb des Verlaufs *eines* Patienten die Verhältniswerte der T/R-Zackenamplitude Schwankungen aufwiesen. Sehr oft trat während der stationären Beobachtung nach vorübergehender „Erholung" der Amplituden wiederum Amplitudenabnahme ein, bis erneuter Amplitudenanstieg einsetzte. Wir werden auf dieses Verhalten, das für die physikalische Analyse des Ekg bedeutsam erscheint, weiter unten näher eingehen.

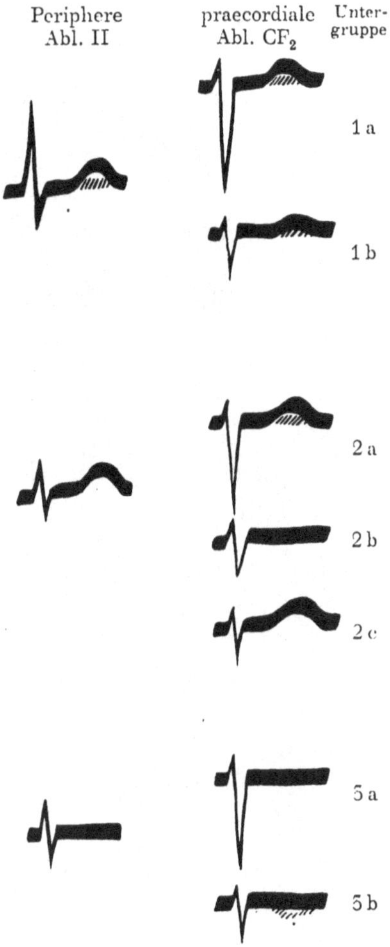

1 a (7) Patienten, alle entlassen.

1 b (+) Patienten, alle entlassen.

2 a (10) Patienten bis auf eine Kranke, die an Ruhr starb, alle entlassen.

2 b (5) Patienten, alle entlassen.

2 c (2) Patienten, beide verstorben, davon 1 Fall mit Ruhr und eitriger Parotitis, 1 Fall mit exsudativer Lungentbc.

3 a (+) Patienten, die bis auf einen, der an Oberlappen- und Dünndarmtbc. verstarb, alle entlassen wurden.

3 b (12) Patienten, davon 6 ad exitum gekommen.

Abb. 6. *Gruppe I.* Schematische Übersicht über das bei Inanition beobachtete Amplitudenverhältnis in peripherer Standardableitung (II) und praecordialer Ableitung (CF_2) hinsichtlich der R-, S- und T-Zacken.

Die gestrichelten T-Zacken entsprechen der Variationsbreite.

Da die verstorbenen Patienten der Untergruppe 2 a, 2 c und 3 a an einer wesentlichen Zweiterkrankung litten, fallen diese Fälle für die Beurteilung der Prognose aus.

Ekg 1 | Ekg 2 Periphere Standard-Abl. | Ekg 3

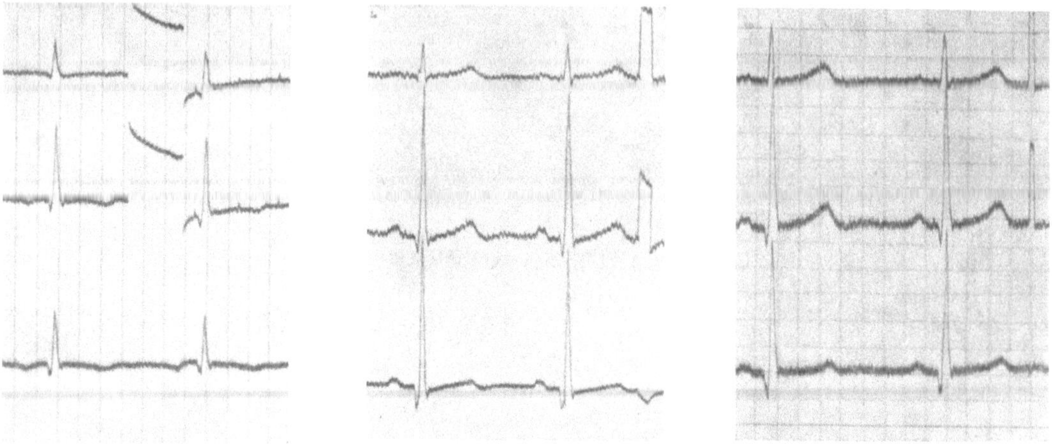

CF$_2$

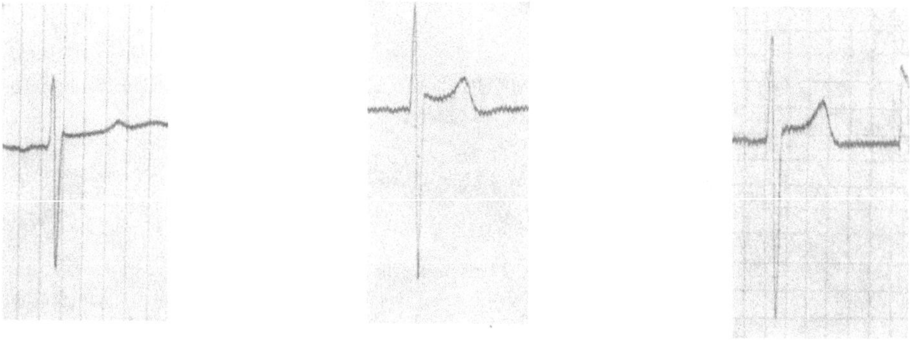

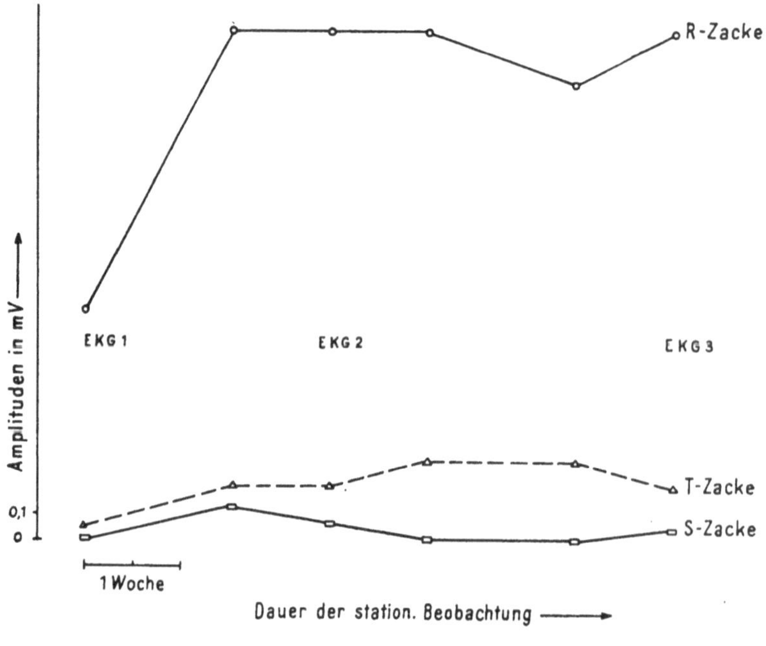

Abb. 7. Auch bei fehlender Niederspannung kann es mit Besserung des klinischen Bildes zur Amplitudenzunahme kommen (Willi P., 37 Jahre, trophischer Ödemzustand mäßigen Grades).

Zu *Beginn* liegt leichte *Negativierung von* T_{II} und T_{III} vor, die sich sehr bald zurückbildet.

Die ST-Strecke geht, vorübergehend gering gesenkt, dann etwas erhöht ab.

Die bereits *anfänglich normale R-Zackenamplitude nimmt* im Laufe der Beobachtung peripher und praecordial deutlich *zu*.

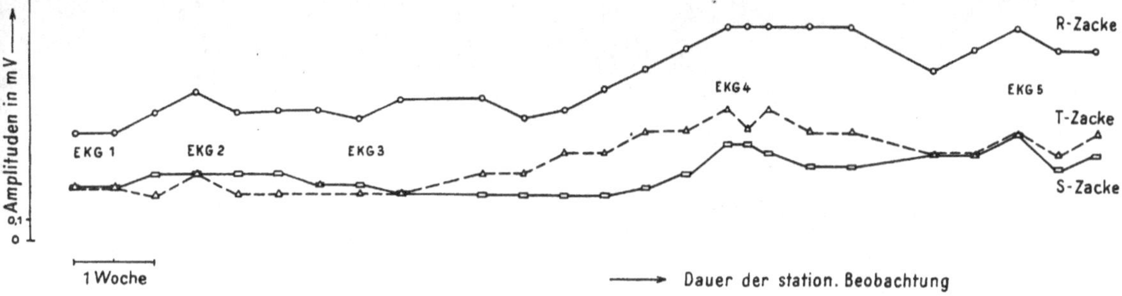

Ekg 1

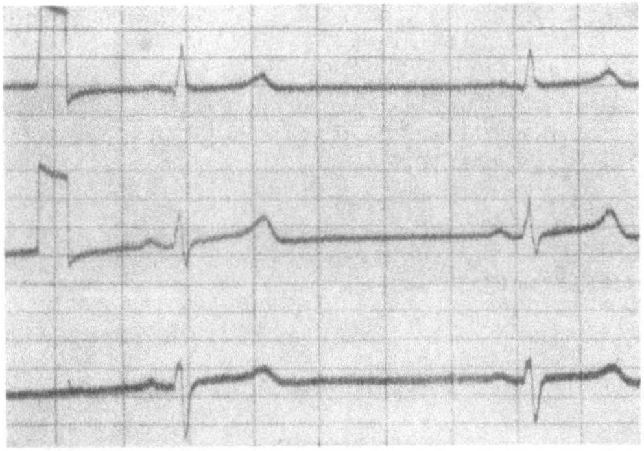

CF₂

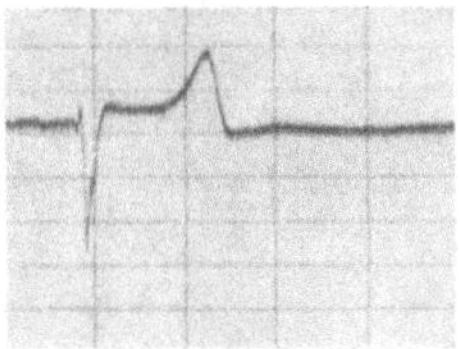

Ekg 2

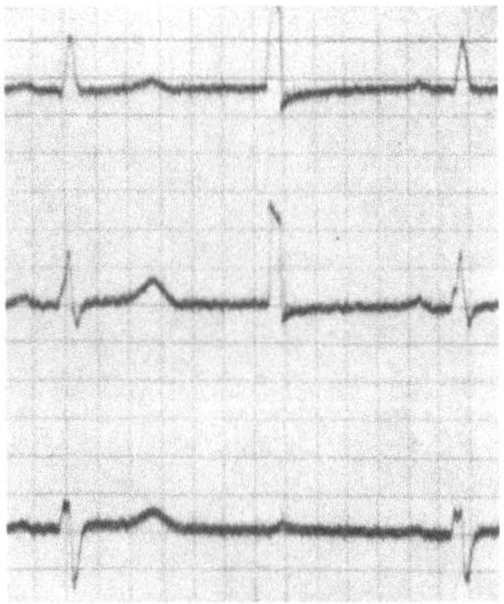

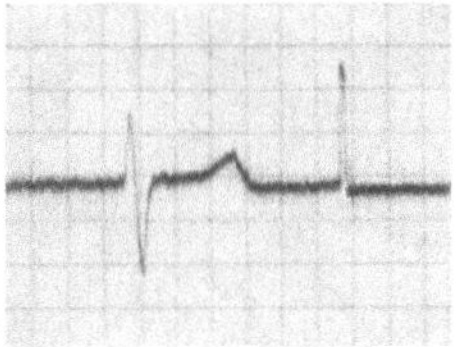

Ekg 3

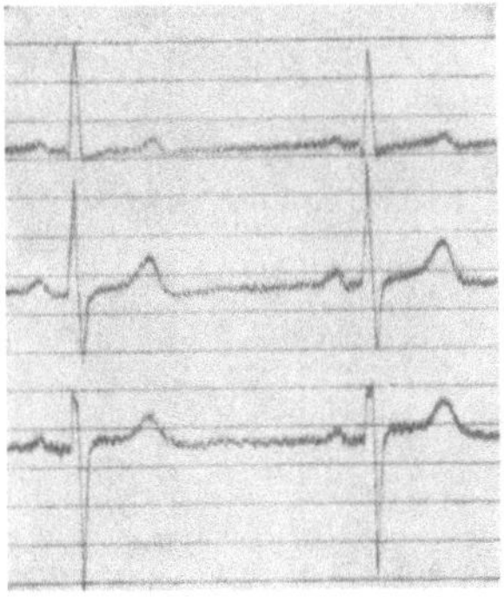

CF₂

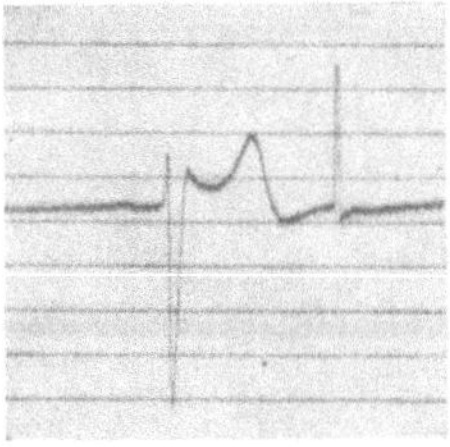

Ekg 4

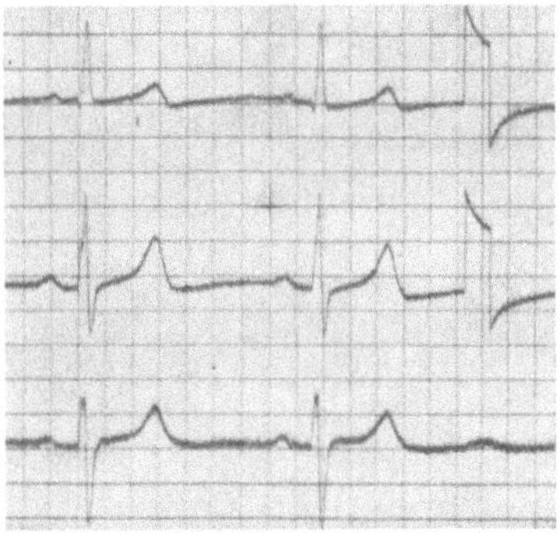

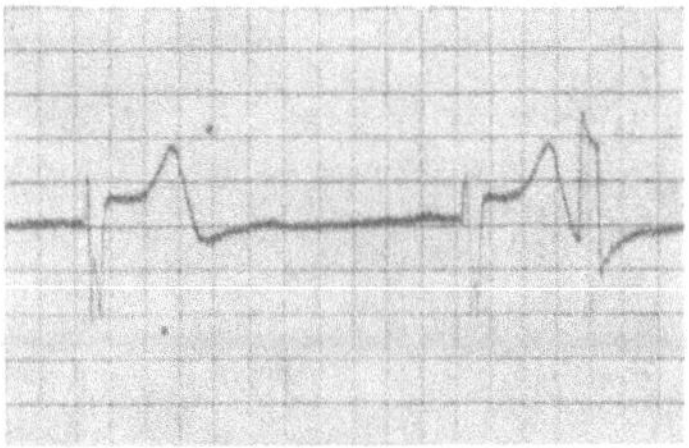

Abb. 8.

Als Beispiel für die Untergruppe *2a*, bei der *Niederspannung von R und positive T-Zacken peripher*, hingegen *Normalamplituden von R/S und T praecordial* vorliegen, seien Ekg. nebst Diagramm des Patienten Josef P., der erhebliche Ödeme aufwies, wiedergegeben. Günstige Prognose. Man erkennt im Ekg 3 eine deutliche „Sattelform" von ST und terminale Negativität von T, die auch im Ekg 4 nachzuweisen ist. Im übrigen deutliche Amplitudenzunahme von R und R/S praec. Sie kommt praecordinal in Ekg 4 — wegen der geringen intraventrikulären Leitungsstörung (Splitterung von R/S) — weniger zum Ausdruck.

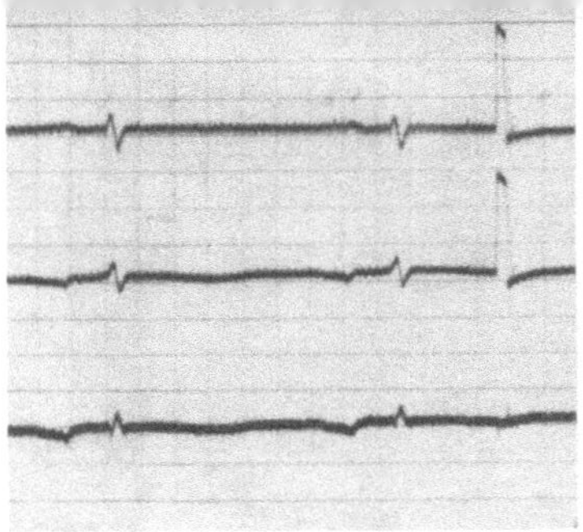

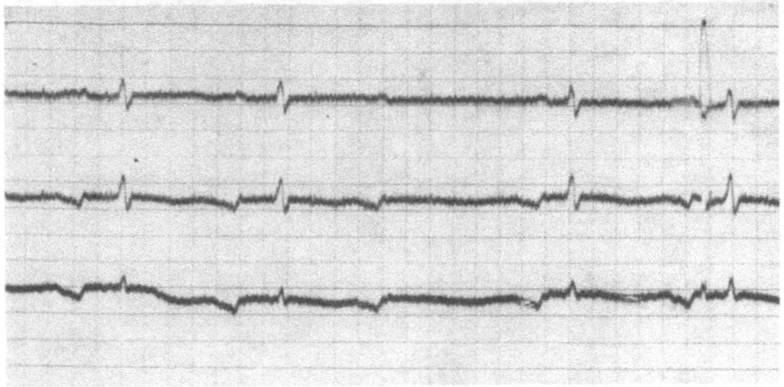

a x x

CF$_2$

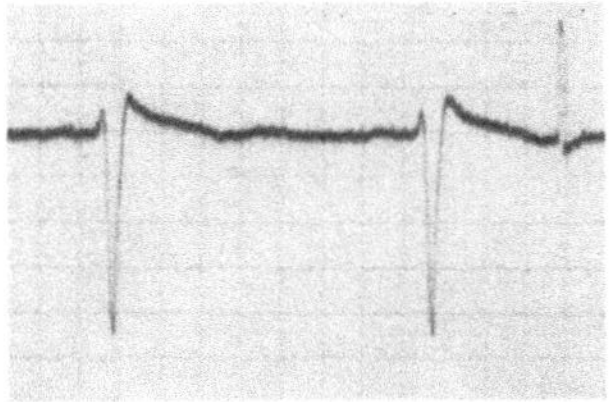

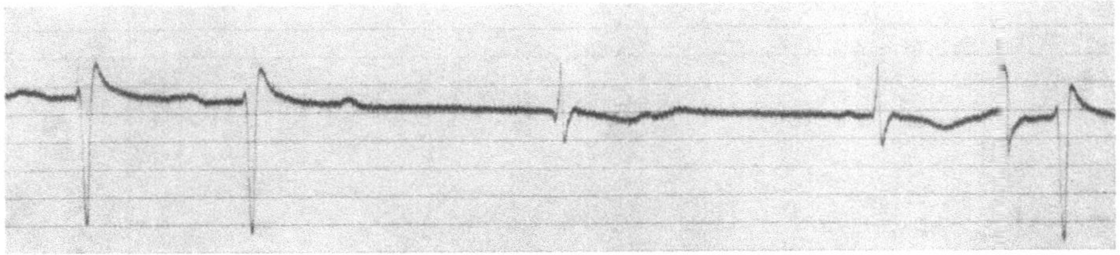

CF$_2$

Abb. 9.

Dieser zur Untergruppe *3a* rechnende Fall (Erna P., 41 Jahre, erhebliche trophische Ödeme) zeigte eine zunehmende *atrio-ventrikuläre* Leitungsstörung mit *interkurrentem atrio-ventrikulärem Block*. Im übrigen gute Prognose.

1 Ekg vom 24. 7. 45 (AV-Rhythmus vom oberen Teil des Knotens; PQ-Zeit 0,14 sec)
2 Ekg. vom 25. 7. 45 (Interkurrenter atrio-ventrikulärer Block bei a; PQ-Zeit 0,25 sec)
3 Ekg. vom 6. 8. 45 (Sinusrhythmus, PQ-Zeit 0,13 sec).

Bemerkenswert ist ferner die praecordiale Abl. *CF$_2$* des *Ekg 2*. Hier findet sich wie in der peripheren Standard-Ableitung eine *atrio-ventrikuläre Leitungsstörung* und bei a ein interkurrenter AV-Block. Dadurch ist es bei x zu je einem Ersatzschlag (*escaped beat*) gekommen.

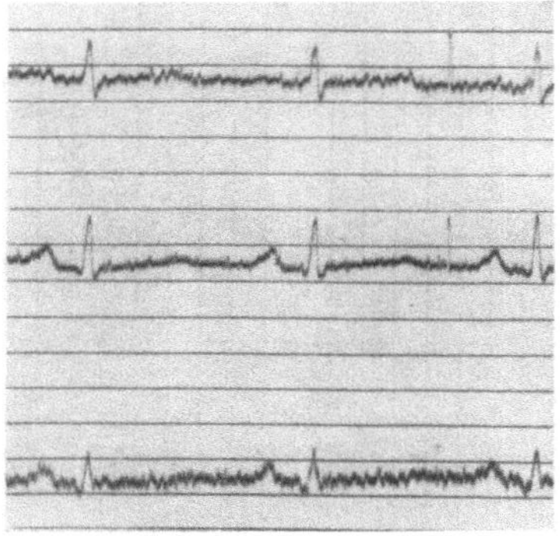

Ekg 3

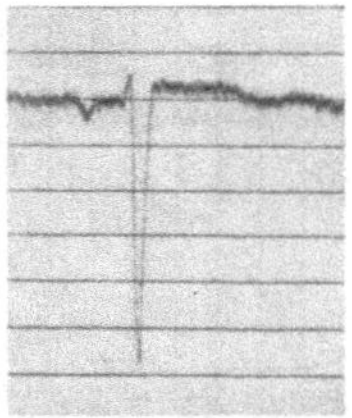

CF$_2$

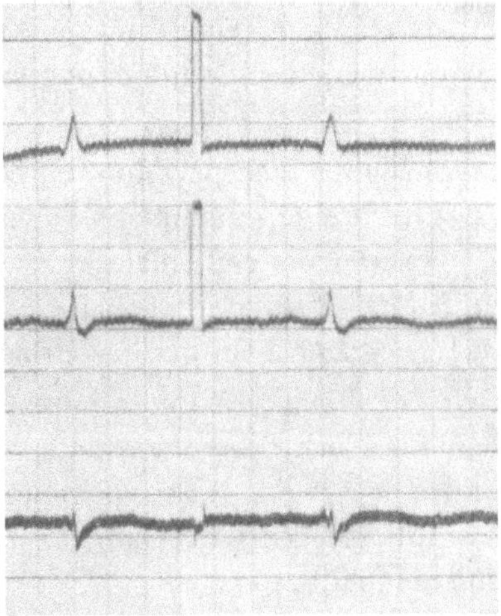

CF$_2$

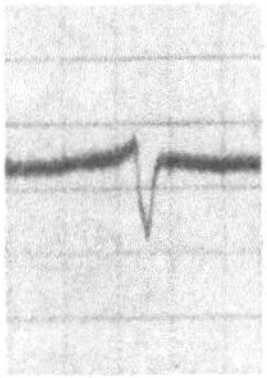

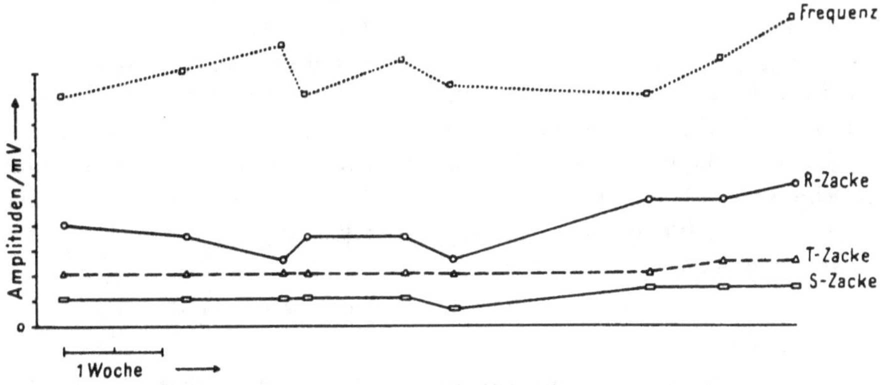

Abb. 10. Schlechte Prognose liegt bei peripherer und zugleich praecordialer Niederspannung von R und T vor. Von den *verstorbenen* Patienten sei das Ekg des Patienten Otto Sch. (Untergruppe *3 b*, 51 Jahre, erhebliche Ödeme, die zum Zeitpunkt der Ekg-Aufnahme im wesentlichen ausgeschwemmt waren) wiedergegeben. Wie aus dem beigefügten Diagramm hervorgeht, unterschieden sich die übrigen Ekg. nicht wesentlich von dem hier abgebildeten, das *vor* der Ausschwemmungsphase gewonnen wurde.

Durchwegs nahmen die Amplituden von R/S praecordial mit Besserung des klinischen Bildes zu; es sei denn, eine etwaige Aufsplitterung von R/S im Sinne einer geringen intraventrikulären Leitungsstörung führte wiederum zur Amplitudenabnahme.

Nicht in allen Fällen verhielten sich periphere und praecordiale Zackenamplitude gleichsinnig, das heißt eine Zunahme in der peripheren mußte nicht von einer solchen in der praecordialen Ableitung begleitet sein. Andererseits kam es in einigen Fällen (besonders der Untergruppe 3b) vor, daß sowohl R/S_{preac} als auch $R_{peripher}$ nicht im geringsten zunahm.

Im übrigen haben wir bei Vergleich des klinischen und elektrokardiographischen Verlaufs den Eindruck gewonnen, daß sich – nächst der Form der Nachschwankung und der Art des Abgangs von ST – die praecordiale R-Zackenamplitude als empfindliches Kriterium für Besserungen oder Verschlechterungen des klinischen Bildes erwies.

Bei zusammenfassender Beurteilung der hier wiedergegebenen Ekg-Befunde bei Dystrophie dürfen die Grenzen des „Krankhaften" nicht zu eng gezogen werden. Erweitert man diese insofern, indem man sich Auffassungen anschließt, wie sie von *Mißke* und *Brugsch* im Hinblick auf das Mißverhältnis der T/R-Zacke, von *Radnai* hinsichtlich des bogenförmigen Übergangs der S-Zacke in die ST-Strecke, ferner von *Athanasiou* bezüglich des erhöhten Abgangs von ST und von *Barcyk* wegen der Überspannung von R und minimalen ST-Senkung geäußert worden sind, und berücksichtigt man schließlich noch die *Spühler*schen Arbeiten über sinuaurikuläre Leitungsstörung, so haben wir in *nahezu allen* Fällen der *stationär* beobachteten Patienten der *Gruppe I* und etwa in *einem Drittel* der *ambulanten* Patienten aus *Gruppe II* „krankhafte", das heißt abnorme Befunde erheben können. Hinzu kommen noch derart eindeutige Veränderungen wie die Niederspannung von R und T sowie nicht das seltene Vorkommen supraventrikulärer Extrasystolie bzw. intercurrentem AV-Rhythmus. Ebenso wird man auch die Fälle mit erheblicher Amplitudenzunahme trotz fehlender anfänglicher Niederspannung als „aus dem Rahmen der Norm fallend" werten müssen.

Es fragt sich nun, ob bzw. welche von diesen Befunden als *spezifisch* für Dystrophie bzw. Inanition anzusehen sind.

Zweifelsohne ist zum Beispiel Allorhythmie auch bei anderen Krankheitszuständen, zum Beispiel entzündlichen oder degenerativen Veränderungen des Myokards bzw. des Reizleitungssystems, anzutreffen. In diesem Zusammenhang wird man sich der Tatsache erinnern, daß es „spezifische" Veränderungen schlechthin im Ekg nicht gibt. So sind, wie *Schaefer* betont hat, zum Beispiel bei einer Senkung von ST etwa sechs verschiedene Deutungen möglich.

Gleichwohl wird man bei dem Zusammentreffen mehrerer an sich unspezifischer Ekg-Veränderungen zu einer „Wahrscheinlichkeitsdiagnose" gelangen und diese durch den gesamtklinischen Befund erhärten können. Dies gilt insbesondere für solche Veränderungen wie: Niederspannung von R bzw. Amplitudenzunahme von R oder T bzw. R und T. Auch die abnorm verkürzte PQ-Dauer bei Bradykardie rechnet hierzu. Daneben ist zu beachten, daß im vorliegenden Krankengut krankhafte Ekg-Veränderungen außerordentlich häufig vorkamen. Trotz des nicht besonders hohen Durchschnittsalters von 52 Jahren der Gruppe I, die bei dem Krankengut der II. Gruppe noch niedriger lag, traten bei 6 von 42 Patienten (= 14%) im Laufe der stationären Beobachtung Allorhythmien auf, dazu Niederspannung von R in 31 von 42 stationären Fällen, das heißt in 74%. Selbst bei den Patienten der ambulanten Gruppe II wurde in 102 von 196 Fällen (= 54%) Niederspannung von R festgestellt. Legen wir als obere Grenze der Niederspannung von R_{max} nicht 0,5 mV, sondern 0,6 mV, wie es von einigen Autoren gefordert wird, fest, so ergibt sich eine Häufigkeit von 70%! Ferner war bereits aus dem Durchschnittswert der PQ-Zeit von 0,10 bzw. 0,13 Sek. bei einer mittleren Frequenz von 110 bzw. 71 Schläge/Min. zu ersehen, daß relativ verkürzte PQ-Zeiten häufig sind. Angaben über das Vorkommen der übrigen Ekg-Veränderungen sind im Text eingestreut und sollen daher nicht wiederholt werden. Es sei nur noch einmal an die verhältnismäßig häufigen Abweichungen der ST-Strecke erinnert.

Damit ist aber die Frage nach der Spezifität der beschriebenen Ekg-Veränderungen keineswegs erschöpfend beantwortet. Insbesondere ist auch noch nichts über Ekg-Merkmale ausgesagt, die die differentialdiagnostische Abtrennung des Bildes reiner und der mit Begleitkrankheiten einhergehenden Dystrophie erleichtern sollen, wobei sich zugleich die Frage nach der Prognose dieser Ekg-Veränderungen ergibt.

Wir möchten annehmen, daß bereits die schematische Darstellung des Amplitudenverhältnisses T/R peripher und praecordial einen wesentlichen Hinweis hierfür abgibt:

Findet man bei Patienten mit Dystrophie ein Spannungsablauf-Ekg, wie es in den Untergruppen 3 und zum Teil 2 typisiert ist, so darf man entweder eine Zweiterkrankung oder kardiale Beteiligung mit großer Wahrscheinlichkeit annehmen.

Dies geht einmal daraus hervor, daß in diesen beiden Untergruppen Begleitkrankheiten oder letaler Verlauf häufig waren, in Untergruppe 1 hingegen weder ein einziger Todesfall noch eine Begleiterkrankung vorkamen. Für die Ekg der Untergruppe 3b läßt sich außerdem aussagen, daß das anatomische Substrat dieses Ekg-Typs auf degenerativen Veränderungen des Herzens selbst und der in unmittelbarer Nachbarschaft des Herzens gelegenen Organe beruht. Es hat nämlich die pathologisch-anatomische Untersuchung in allen diesen Fällen degenerative Veränderungen des Herzens und gallertige Degeneration des epikardialen oder mediastinalen Fettgewebes ergeben. Ein derartiger Befund war bereits auf Grund der Untersuchungen *Linzbachs* an sogenannten „Hungerherzen" zu erwarten; im einzelnen wird er durch den pathologisch-anatomischen Herzbefund unserer sezierten Fälle ausgewiesen[1].

So fanden sich in allen 6 Fällen der Untergruppe 3b der Gruppe I, bei denen Dystrophie die vorherrschende bzw. alleinige Todesursache war, folgende Myokardveränderungen: Zweimal braune Degeneration, zweimal braune Atrophie und zweimal anämische Degeneration, davon einmal mit gleichzeitiger Trübung des Myokards. In den 4 Fällen mit Begleiterkrankungen, von denen sich nicht entscheiden läßt, inwieweit die Dystrophie letztlich für den letalen Verlauf verantwortlich ist, hatte die autoptische Untersuchung in einem Falle mit Dysenterie Trübung und braune Atrophie des Herzens, in einem zweiten von Dysenterie und eitriger Parotitis braune Atrophie und perivaskuläre feinfleckige Verschwielungen, in zwei weiteren Fällen, in denen gleichzeitig exsudative Lungentbc. bzw. Lungen -und Dünndarmtbc. vorlag, braune Degeneration des Herzmuskels ergeben.

Es geht zwar aus den Untersuchungen von *Schultze* sowie *Hoffmann* hervor, daß gerade bei Myodegeneratio cordis eine Niederspannung von R[2] häufig ist. Bei den Patienten dieser beiden Untersucher handelte es sich jedoch zumeist um die altersbedingte Myodegeneratio cordis. So waren etwa zwei Drittel der Fälle *Schultzes* über 60 Jahre alt, die Patienten *Hoffmanns* waren noch älter. Demgegenüber erscheint das Durchschnittsalter der an Dystrophie Verstorbenen mit 56 Jahren bzw. 57,9 Jahren wesentlich niedriger. Erst recht gilt dies für den Mittelwert der Nichtverstorbenen aus Gruppe I (52 Jahre).

Es scheint also in unseren Fällen die Dystrophie, weniger das Alter, für die Ausprägung der degenerativen Veränderungen entscheidend gewesen zu sein. Allerdings ist zu betonen, daß der Herzmuskel durch Begleitkrankheiten „eher altert" und dadurch degenerative Veränderungen bei älteren

---

[1] Sektionsprotokolle mit freundlicher Erlaubnis des Pathologischen Instituts der Universität Berlin. Auch das Präparat (Umwandlung des epikardialen Fettgewebes in Gallertgewebe) wurde dankenswerterweise dort angefertigt.

In diesem Zusammenhang sei noch auf eine Bemerkung von *Glauner* über „Eiweißmangelschaden und Ekg-Veränderungen" hingewiesen, wonach Prof. Dietrich, Stuttgart, nach dem 1. Weltkrieg an den Herzen außer gallertiger Atrophie des Epikard-Fettgewebes eine Atrophia fusca fand.

[2] Das gleiche gilt für Fälle von Myokardfibrose sowie von interstitieller Myocarditis (eigene Beobachtungen).

Patienten mit schwerer Inanition oder in Fällen von Dystrophie mit einer Zweiterkrankung häufiger zu erwarten sind.

Die gewisse Ähnlichkeit einiger Ekg. der Gruppe I (Untergruppe 2 und 3) mit solchen Ekg., wie man sie zuweilen bei Perikarditis findet, könnte seine Erklärung in dem Wasserreichtum der benachbarten Organe und einer stärkeren subepikardialen Schädigung finden. Gelegentlich kam auch ein regelrechter Perikarderguß durch Transsudation vor.

PHYSIKALISCH-PHYSIOLOGISCHE ANALYSE

Um die Frage zu klären, inwieweit zwischen den pathologisch-anatomisch-elektrokardiographischen Veränderungen einerseits und der Niederspannung von R, T sowie dem wechselnden Verhältnis T/R anderseits eine Beziehung besteht, soll in folgendem eine physikalisch begründete Deutung versucht werden.

Wir unternahmen als erstes, die bei Dystrophie geänderten Widerstandsverhältnisse im Körper hinsichtlich des *Ohm*schen Widerstandes und der *Kapazitäten* zu rekonstruieren und stellten uns zunächst die Aufgabe, die bei „komplexen" (d. h. Ohmschen + kapazitiven) Widerständen postulierte Frequenzabhängigkeit der einzelnen Ekg-Zacken zu untersuchen[1]. Wir glaubten hierdurch eine sehr wesentliche Ursache für die quantitativ verschiedene Amplitudenverkleinerung bzw. -vergrößerung der R-, S- und T-Zacke sowie des Quotienten $\frac{T}{R}$ während und außerhalb der Ausschwemmungsphase zu finden.

Dabei ist zu beachten, daß die Extremitäten nur als einfache Leiter II. Ordnung dienen: So unterscheidet sich das an den Extremitätenenden nicht von dem an den Extremitätenansatzpunkten erhaltenen Ekg, da die Gliedmaßen kaum mehr von den Potentiallinien getroffen werden[2]. Wesentlich andere Verhältnisse liegen am Rumpf vor, insbesondere bezüglich der dem Herzen unmittelbar anliegenden Teile, also dem eigentlichen *elektrischen Feld*.

Wie kann sich nun das *elektrische Feld* im *engeren* Sinne bei Dystrophie verändern?

---

[1] Ohmscher Widerstand = Wirkwiderstand (frequenzunabhängig).
Kapazität = Blindwiderstand (frequenzabhängig).

1 μF (1 Mikrofarad) = 10^{-6} F
1 pF (1 Pikrofarad) = 10^{-12} F
1 KΩ (1 Kiloohm) = 10^{3} Ω

[2] Bei dem hohen Eingangs- bzw. Gitterableitwiderstand des Verstärker-EK (mindestens 500 K Ohm) wirken sich Änderungen des Extremitäteninnenwiderstandes auf das Ekg nicht aus. Dies geht bereits daraus hervor, daß Unterschiede zwischen den mit Platten- und Nadelelektroden gewonnenen Ekg. normalerweise nicht vorhanden sind.

Bereits im klinischen Teil wurde die gallertige Degeneration des epikardialen Fettgewebes betont. Das gleiche gilt für das mediastinale Fettgewebe. Hinzu kommen Veränderungen der Leitfähigkeit, wie sie durch die stärkere Transsudation der gut leitenden Ödemflüssigkeit erhalten werden[1].

Da die vordere Erregungsfront etwa zwei Drittel der vom Herzen gebildeten Potentiale umfaßt und etwa ein Drittel auf die rückwärtige Erregungsfront entfällt *(Lepeschkin)*, sind insbesondere Leitfähigkeitsänderungen des *vor* dem Herzen gelegenen Gewebes entscheidend. Es ist hierbei nicht nur der Durchschnittswert der Leitfähigkeit, sondern auch die unterschiedliche Verteilung verschieden leitender Gewebe zueinander von Bedeutung. Abgesehen davon dürften Veränderungen der elektromotorischen Kraft, wie sie auf Grund der pathologisch-anatomischen Herzbefunde von *Linzbach* und anderen zu erwarten sind, wesentlich sein.

Diesen letzten Faktor werden wir jedoch experimentell am menschlichen Herzen *nicht* erfassen können, während Änderungen der Leitfähigkeit im Herzen und Herznachbargewebe unserer Methodik zugänglich sind. So haben wir einmal bei normalen, zum anderen bei gallertig entartetem epikardialem Fettgewebe, und schließlich am Herzmuskelgewebe selbst den Widerstand in Brückenschaltung mittels Kopfhörers bestimmt[2].

Versuch vom 25. 9. 48.

Nadelelektroden 5 cm Abstand, 0,5 cm tief eingestochen.

	F = 50 Hz
Herzmuskel Pat. Ri., 2 Tage post mortem bestimmt . . .	425 Ω
Epikardiales Fettgewebe, gleicher Pat.	2000 Ω
Gallertig entartetes epikardiales Fettgewebe Pat. Kö., 2 Tage post mortem untersucht	1000 Ω

Es ergeben sich nun bei Kenntnis der ebengenannten Widerstandswerte verschiedene Möglichkeiten, die Änderungen des Körperwiderstandes nachzubilden, indem man Widerstände der oben geschilderten Größenordnung parallel oder in Serie zum Verstärkereingang schaltet (Abb. 11). Man kann hierbei zwischen einfachen oder komplexen Widerständen, zwischen Platten- oder Nadelelektroden, schließlich zwischen peripheren Standard- und Spezialableitungen variieren. Wir haben im Anschluß an Versuche von *Holzer*,

[1] *Beaussart, Feuillet* und *Seques* haben für das periphere Ödem bei Dystrophischen einen NaCl-Gehalt von 0,7 % (bei 0,27 % Gesamteiweiß) bestimmt.

[2] Diese Werte gelten nur für die Frequenz von 50 Hz. Eine niedrigere Frequenz als 50 Hz ließ sich in der verwandten Versuchsanordnung nicht erzeugen. Übrigens liegen die Frequenz-Komponente der Ekg-Zacken normalerweise im wesentlichen zwischen 1—50 Hz.

Neftel sowie *Liechti* und *Stephan* gemeinsam mit *Eisenkolb* eigene Messungen durchgeführt[1].

Als Versuchspersonen dienten in der *ersten* Versuchsreihe: ein herzgesunder 23jähriger, ein 23jähriger mit lipophiler Dystrophie, ein 65jähriger mit trophischem Ödemzustand und ein 56jährigen mit linkstypischem Ekg bei luetischer Aorteninsuffizienz[2].

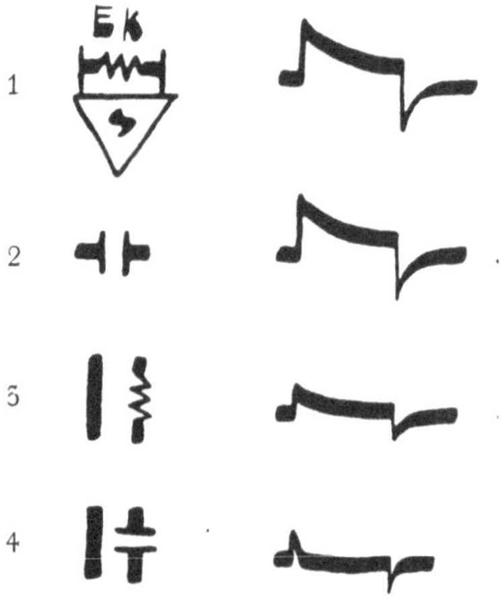

Abb. 11. Einfluß der Widerstände auf die Form der Eichzacke.
Ohmscher (-w-) oder kapazitiver (-||-) Widerstand hintereinander (= in Serie) oder parallel geschaltet zum Körper bzw. EK.-Körperwiderstand mit Herz als Generator (▽) symbolisiert. Nur bei 1 ist das symbolische Schaltschema vollständig wiedergegeben. Bei 2 bis 4 ist es sinngemäß zu ergänzen. Die Form der Eichzacke weist z. T. bereits auf die Art der Schaltung hin.

1 Parallelschaltung Ohmscher W.: Eichzacke normal
2 Parallelschaltung Kapazität: Eichzacke normal
3 Serienschaltung Ohmscher W.: Eichzacke klein, normale Abklingzeit
4 Serienschaltung Kapazität: Eichzacke klein und steil abfallend

---

[1] *Holzer* untersuchte das Verhältnis der Meß- zur wahren Spannung in Abhängigkeit vom Elektroden- bzw. Hautwiderstand, bei Meßgeräten mit Leistungs- und solchen mit Spannungsanpassung. Im ersten Fall betrug der Instrumenteneingangswiderstand 10^3 Ohm, im zweiten 10^6 Ohm. Ferner hat *Holzer* u. a. das Verhältnis der Meß- zur wahren Spannung bei einem komplex vorgeschalteten Ersatz-Hautwiderstand ($R = 10^4$, $C = 1$ F) bestimmt.

Neftel hat den kapazitiven, *Liechti* und *Stephan* haben den *Ohm*schen Eingangswiderstand an einem eigens konstruierten Gleichspannungsverstärker-EK untersucht, der jedoch den im Vergleich zu unserem Spannungs-EK relativ niedrigen Eingangswiderstand von 10^5 Ohm aufwies; die Belastungswiderstände wurden parallel zum EK-Eingang geschaltet und waren sehr niedrig (0,7 KOhm!).

[2] Grundsätzlich stimmten die Ergebnisse bei den verschiedenen Versuchspersonen insofern überein, als sich in allen Fällen die Amplitude der R-, S- und T-Zacke nach Einschaltung der Widerstände nicht linear verhielt. Die Kurven weichen quantitativ etwas voneinander ab. Auf das Ekg des letzten Patienten wurde in vorliegender Arbeit nicht eingegangen.

Die Ohmschen Widerstände lagen in der Größenordnung zwischen 2 kΩ bis 1000 kΩ, als Kapazitäten wurden Werte zwischen 100 pF bis 0,1 μF benutzt.

In einer *zweiten* Versuchsreihe wurden analoge Versuche am Frosch (Rana esculenta temporaria – Gesamtfrosch) mit Nadelelektroden – entsprechend der Standardableitung am Menschen – sowie – nach Eröffnung des Perikards – mit einer an Herzbasis oder -spitze aufgesetzten Saugelektrode (nach *Schütz* modifiziert) vorgenommen. Um größere Potentialdifferenzen zu erreichen, haben wir die zweite indifferente Elektrode meist nicht am Herzen selbst, sondern als Nadelelektrode am Froschmaul angelegt. Wurde gleichzeitig Basis und Spitze mit je einer Saugelektrode geschrieben, so diente die Froschmaulelektrode als gemeinsame indifferente Elektrode. Abgeleitet wurde mittels *Siemens*-Verstärker-EK nach Auftrennung der beiden Verstärkereingänge in Spezialschaltung.

Aus unseren experimentell gewonnenen Ekg. und Diagrammen geht zusammenfassend hervor (Abb. 12, 13 und 14):

I. Ohmsche Widerstände parallel zu den Ableitpunkten geschaltet:

1. Die Amplitudenabnahme ist um so größer, je kleiner der Ohmsche Parallelwiderstand ist.

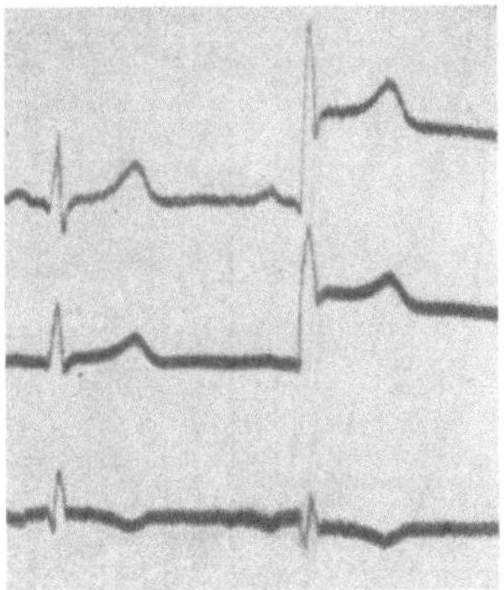

1

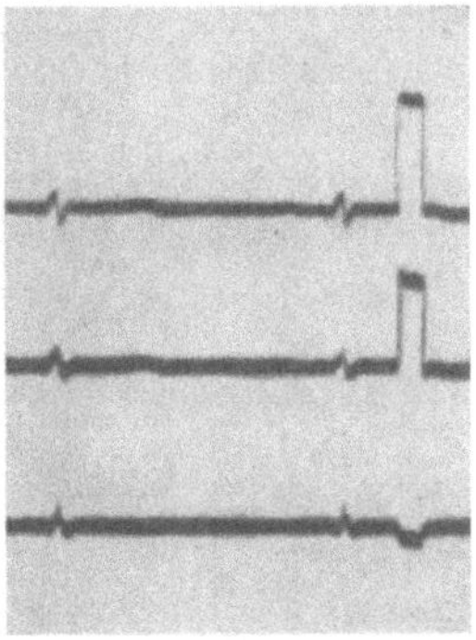

2

Abb. 12. Einwirkung *parallel geschalteter Ohmscher Widerstände* auf das Ekg eines Patienten mit lipophiler Dystrophie (Kr., 25 J. — Versuch vom 8. 1. 47).
Periphere Standardableitung.
1. Ekg ohne Widerstand.
2. Ekg in jeder Abl. mit einem Parallelwiderstand von 5 kOhm.
Niederspannung der R- und T-Zacke, während die S-Zacke weniger betroffen ist, also analoges Verhalten wie beim Ekg der Dystrophischen.
Eichzacke gegenüber dem 1. Ekg unverändert normal. Die Eichzacke des 1. Ekg fällt gerade mit der QRS-Gruppe zusammen.

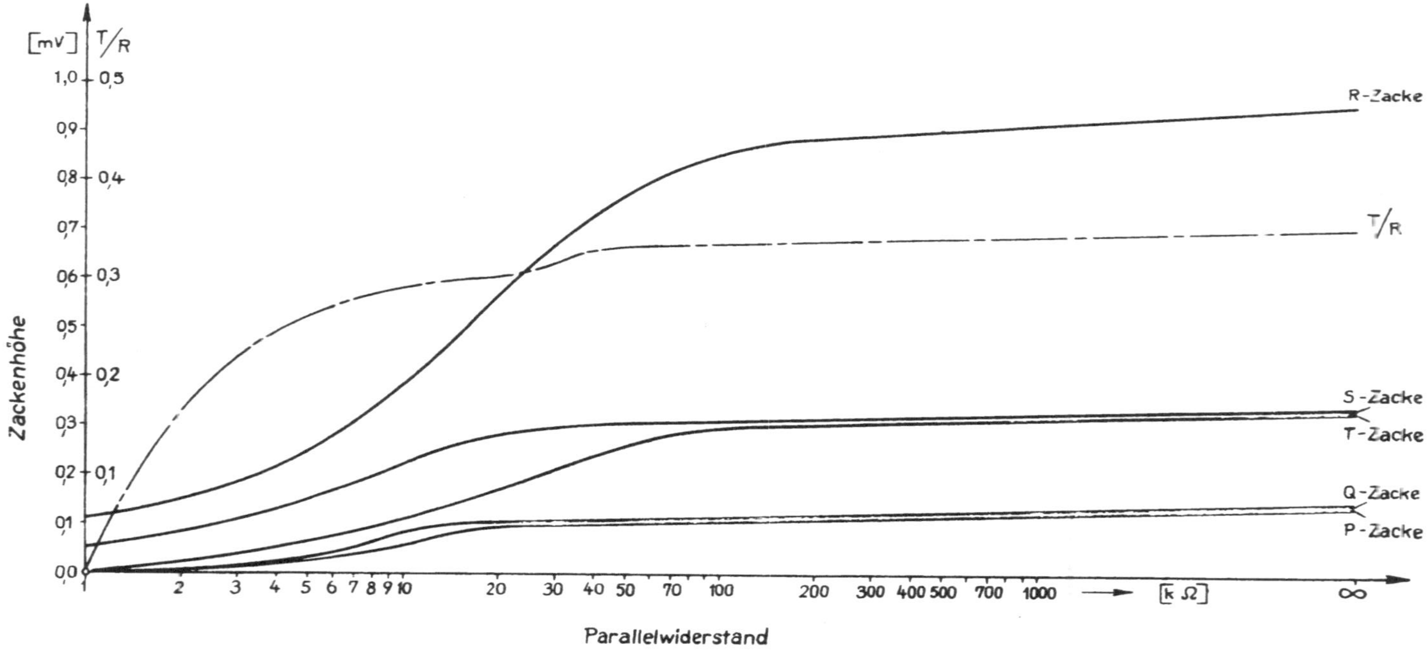

Abb. 13. *Graphische Darstellung* der verschiedenen Zackenamplituden durch variierten *Ohmschen Parallelwiderstand*. Gleicher Pat. wie in Abb. 12 (Kr., 23 J., lipophile Dystrophie). Abl. I, Messung vom 8. 2. 47. Auf der Abszisse sind die Widerstandswerte, auf der Ordinate die Zackenhöhe in Millivolt sowie das Verhältnis T/R aufgetragen.

2. Durch den eingeschalteten Widerstand wird die Eichzacke weder in Amplitude noch Form verändert.
3. Die einzelnen Ekg-Zacken sind hinsichtlich ihrer Amplitudenabnahme verschieden betroffen. Am stärksten ist die Abnahme bei der R-, geringer bei der T-, am geringsten bei der S-Zacke.
4. Die sonstige Formgestalt des Ekg (z. B. Breite von QRS, QT-Dauer) änderte sich nicht.
5. Die Amplitudenabnahme an sich und das quantitativ unterschiedliche Verhalten der einzelnen Zacken zueinander beginnt nach Einschaltung von etwa 100 KOhm und ist am stärksten in dem Bereich zwischen 4 kΩ und 40 kΩ ausgeprägt.
6. Nimmt man nicht den menschlichen Körper im ganzen als Generator an, wie es in vorstehenden Versuchen durchgeführt wurde, sondern leitet nach der Öffnung des Thorax beim Frosch unmittelbar aus der

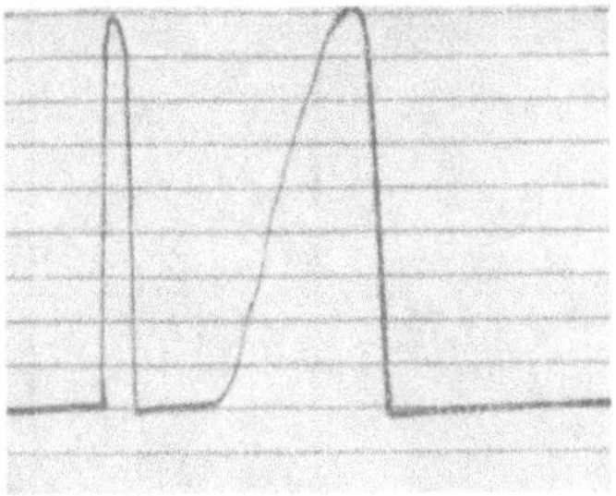

1

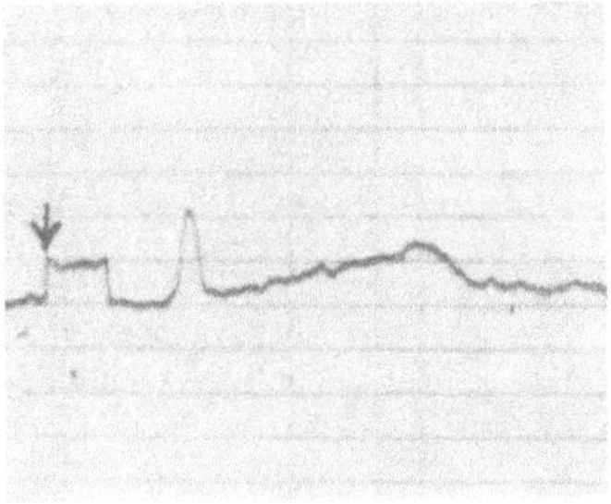

2

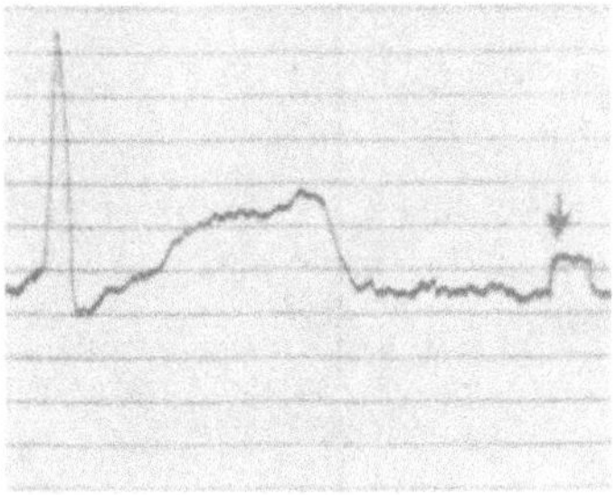

3

Abb. 14. *Beeinflussung durch parallele Ohmsche Widerstände.*
Ekg 1 von Rana esc. temp. in rechtsbasaler-apikaler Abl. Nadelelektroden. Getrennte Verstärker-Eingänge. In gleicher Weise wurden alle hier abgebildeten Ekg. abgeleitet. Versuch vom 18. 9. 47. Gleicher Versuchsfrosch, jedoch *Ohm*sche Widerstände von 1 bis 1000 K-Ohm parallel zum Verstärkereingang.
Ekg 2 bei 5 K-Ohm. *Ekg 3* bei 20 K-Ohm. Bei (↓) geeicht.

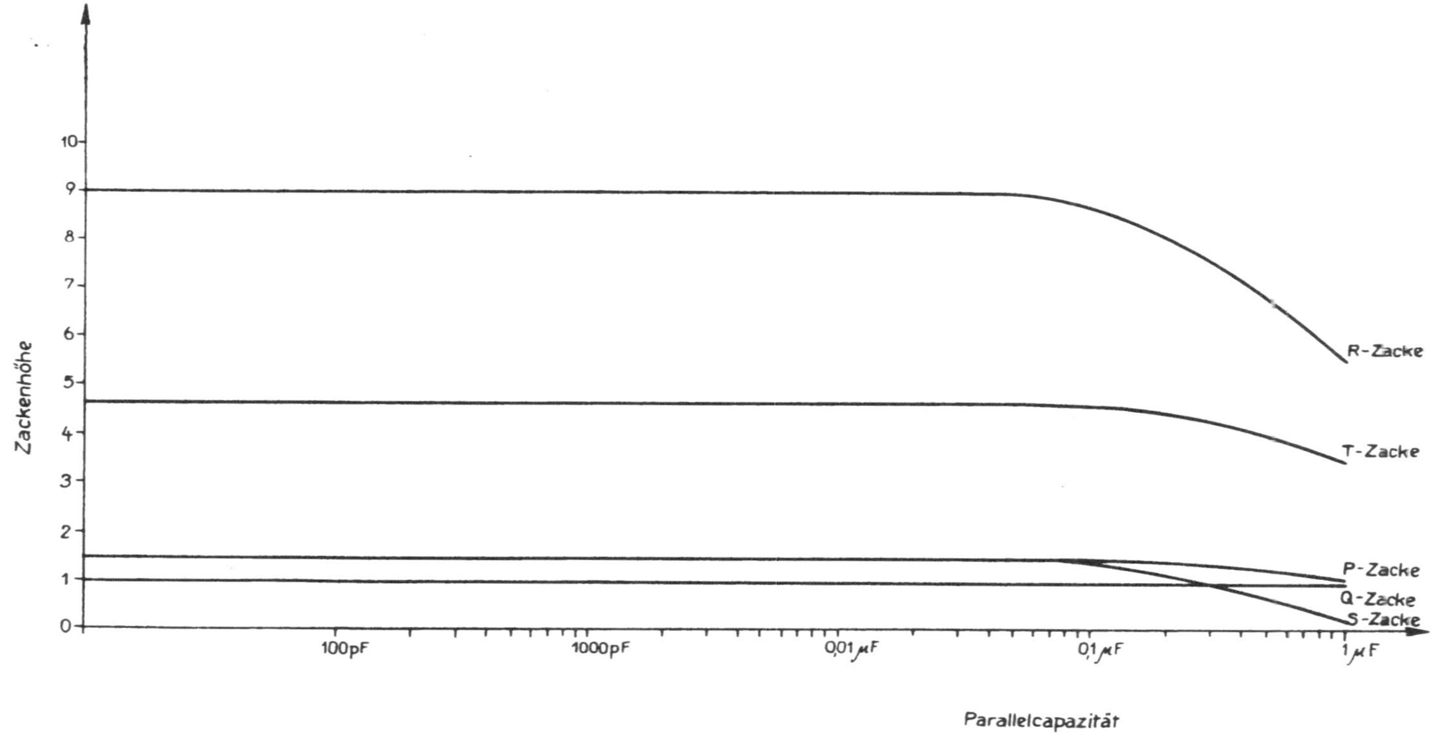

Abb. 15. *Graphische Darstellung* der Einwirkung *paralleler Kapazitäten* bei herzgesunder Vpn. Kapazitäten von 100 pF bis 0,1 µF auf Abszisse, Ekg-Amplituden in Millimetern (10 mm = 1 mV) auf Ordinate aufgetragen. Abl. I.

Herznachbarschaft ab, so findet sich ein grundsätzlich gleiches Verhalten wie in den vorgenannten Versuchen. Zusätzlich kann sich eine vorher nicht vorhandene S-Zacke unter gleichzeitiger Senkung von ST ausbilden. Die Veränderungen sind am deutlichsten in annähernd dem gleichen Widerstandsbereich wie bei den Versuchen am menschlichen Körper (Abb. 14).

Die anschließend wiedergegebenen Versuchsergebnisse seien nur insoweit diskutiert, als sie Neues gegenüber den Versuchen mit parallelen Ohmschen Widerständen ergeben haben.

II. Versuche mit parallel geschalteter Kapazität:

1. Die Amplitudenabnahme ist um so erheblicher, je größer die parallel geschaltete Kapazität ist.
2. Die Amplitudenabnahme der einzelnen Ekg-Zacken unterscheidet sich voneinander. Sie liegt in dem Bereich von 0,1 μF–1 μF und ist am deutlichsten bei der R- und S-Zacke, weniger bei der T-Zacke ausgeprägt (Abb. 15).
3. Grundsätzlich gleiches Verhalten wie beim menschlichen Körper findet sich bei Ableitung mittels Saugelektroden unmittelbar von der Froschherzoberfläche nach Eröffnung des Perikardbeutels, wobei naturgemäß reine oder gemischt monophasische Ekg gewonnen werden.

Im Gegensatz zu den bisher geschilderten Versuchen können die Ergebnisse bei Schaltung des Ohmschen Widerstandes oder der Kapazität in Serie nicht zur Deutung der Ekg bei Dystrophie herangezogen werden, wie sich aus den Abb. 16 und 17 ergibt. Es kommt nämlich hier zur Änderung der Amplitude bzw. Form der Eichzacke, da die Eichung bei den von uns verwandten EK stets mit dem Patienten im Stromkreis erfolgte. So nimmt bei in Serie geschaltetem Ohmschen Widerstand die Amplitude der Eichzacke um so mehr ab, je höher der Widerstand ist, wobei sich allerdings die Abklingzeitkurve nicht verändert. Bei in Serie geschalteter Kapazität nimmt neben der Ausschlagshöhe der Eichzacke auch die Abklingzeit ab. Sie wird um so kleiner, je niedriger die Kapazität ist[1]. Da die von uns ausgewerteten Ekg. jedoch sämtlich normale Eichzacken aufwiesen, können Änderungen des Ohmschen Widerstandes oder der Kapazität, soweit sie in *Serie* geschaltet sind, *nicht* für Veränderungen der Ekg. bei Dystrophischen verantwortlich gemacht werden.

Es war also zu bestimmen, welche der vorher genannten Möglichkeiten zur Deutung in Betracht kam, das heißt, die Frage lautete, inwieweit Ände-

[1] An sich würde bei in Serie geschalteter Kapazität die Amplitude nicht abnehmen, wenn das Galvanometer des EK den sehr steilen Anfangsteil der Abklingzeit reell wiedergäbe. Dies ist jedoch wegen einer gewissen Trägheit des Instrumentes nicht möglich.

rungen des Ohmschen Widerstandes oder der Kapazität in Parallelschaltung für die Ekg-Veränderungen bei Dystrophie entscheidend sind.

Bei näherer Durchsicht der mit parallelem Ohmschen Widerstand gewonnenen Ekg. bzw. des diesbezüglichen Diagramms könnten zunächst ebenso wie bei den mit paralleler Kapazität gewonnenen Kurven Zweifel darüber

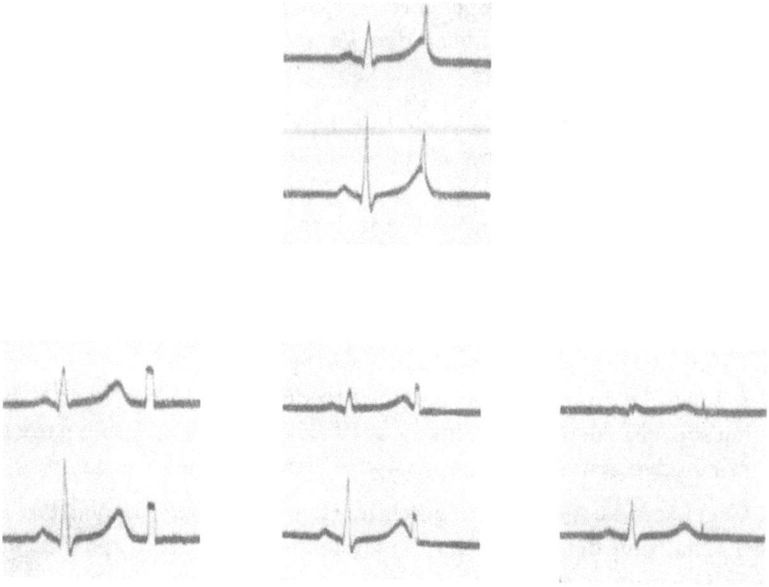

1 2 5

Abb. 16. Änderung des Ekg durch *in Serie* geschaltete *Ohm*sche Widerstände.
23jährige, herzgesunde Versuchsperson (St.).
Ekg der oberen Reihe: Normal.
Untere Reihe: 1. Ekg: 1 K-Ohm.
2. Ekg: 100 K-Ohm.
5. Ekg: 500 K-Ohm,
jeweils zwischen rechte Armelektrode und EK geschaltet. Nur Abl. I + II abgebildet. Die Amplitude der *Eichzacke* nimmt laufend ab, während ihre Abklingzeit unverändert bleibt.

aufkommen, ob eine Übertragung dieser Widerstandsverhältnisse auf die Ekg. der Dystrophiker zulässig ist, da es sich doch um wesentlich größere Werte handelt, als sie mit der Wechselspannungsmeßbrücke am Dystrophischen und Normalen erhalten worden sind (vgl. S. 31).

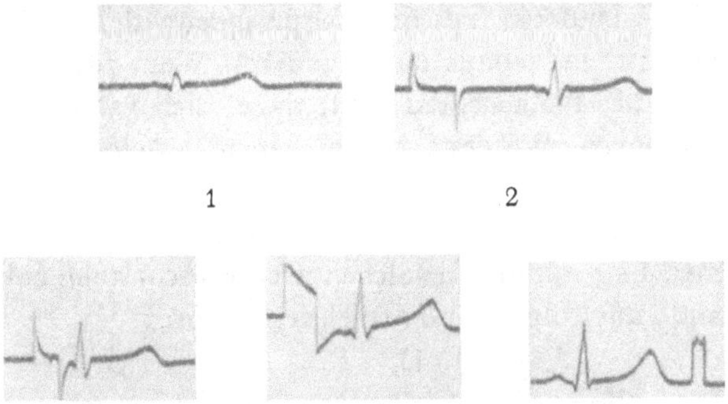

1 2

3 4 5

Abb. 17. Einfluß des *in Serie* geschalteten *kapazitiven Widerstandes* auf Form der Ekg- und Eichzacke. (Näheres siehe Text.) Herzgesunde 23jähr. Versuchsperson (St.).
Nur Abl. I wiedergegeben.

Ekg 1: Nach Einschaltung von 100 pF
Ekg 2: Nach Einschaltung von 0,05 μF
Ekg 3: Nach Einschaltung von 0,1 μF
Ekg 4: Nach Einschaltung von 1 μF
Unteres Ekg: Normal ohne Kapazität.

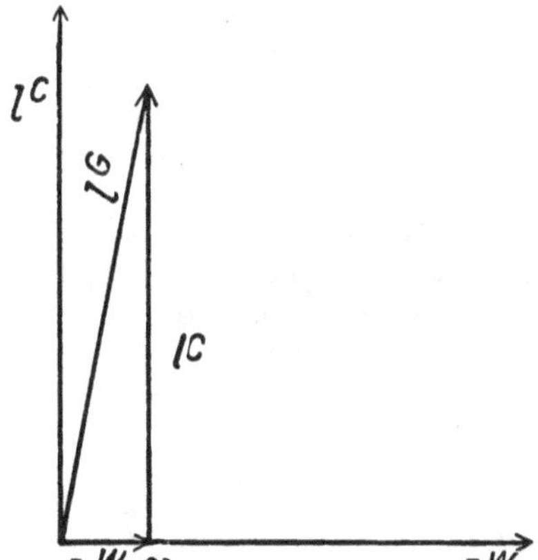

Abb. 18. Graphische Darstellung des komplexen Körperwiderstandes im Vektorenfeld als *Parallelwiderstand* (daher sind die reziproken Widerstandswerte, also die *Leitwerte* aufgezeichnet)[1]. Man erkennt, daß der Körperscheinleitwert l^G als Vektor ein Scheinwiderstand und wesentlich größer ist als der effektive Widerstandsleitwert ($l^W{}_{eff}$) auf der Abszisse.

l^C = Leitwert des kapazitiven Anteils ωC = Kreisfrequenz · Capazität

l^W = Leitwert des Ohmschen Anteils $\frac{1}{R}$

l^G = Körperscheinleitwert als Vektor

[1] Nur bei *Serienschaltung* werden die *Widerstandswerte* aufgezeichnet.

[2] $\omega C = 2\,\pi\nu \cdot C = 2 \cdot 3{,}14 \cdot$ Frequenz · Capazität.

Es ist jedoch zu betonen, daß der Körperinnenwiderstandswert (KIW)[1] frequenzabhängig ist und somit einen anderen Wert für die R-Zacke als zum Beispiel für die T-Zacke darstellt, da es sich ja bei dem frequenzabhängigen komplexen Widerstand um einen *Schein*widerstand handelt (Abb. 18).

Den KIW kann man nun durch Vergleich eines vom Patienten „im Leerlauf" gewonnenen Ekg mit einem solchen nach Einschaltung bekannter Ohmscher Widerstände aus folgender Formel errechnen:

$$U_i = U_a + U_k = U_l$$

$$\frac{U_l}{U_a} = \frac{U_a + U_k}{U_a} = \frac{R_a + R_k + R_i}{R_a}$$

Hierbei bedeuten:

U_l = Amplitude der Ekg-Zacke im Leerlauf, also bei nicht eingeschaltetem Widerstand.

U_i = scheinbare Generatorspannung des Herzens, die am KIW liegt.

U_k = Spannungsabfall am KIW.

U_a = Amplitude der Ekg-Zacke bei zugeschaltetem parallelem Ohmschen Widerstand bekannter Größe.

R_i = Innenwiderstand des Herzens.

R_k = Innenwiderstand des Körpers.

$KIW = R_i + R_k$

Zur Vereinfachung sei

$R_i + R_k = R_i'$

gesetzt, wobei R_i' jetzt den gesamten auf den EK wirksamen KIW bedeutet. Die reduzierte Gleichung lautet dann:

$$\frac{U_l}{U_a} = \frac{R_i' + R_a}{R_a}$$

Hieraus folgt unmittelbar:

$$R_i' = R_a \left(\frac{U_l}{U_a} - 1 \right)$$

Ein Zahlenbeispiel möge die Gleichung erläutern:

Es sei für die R-Zacke im Leerlauf ein Wert von 1,0 mV und, nach Belastung mit $R_a = 1$ kOhm parallel geschaltet, eine R-Zackenamplitude von $U_a = 0{,}1$ mV gemessen. Entsprechend der letztgenannten Gleichung ergibt sich dann:

$$R_i' = 1000 \left(\frac{1}{0{,}1} - 1 \right)$$

$$R_i' = 9000\ \Omega$$

[1] Unter KIW wird der innere Widerstand des Körpers (R_k) einschließlich des inneren Widerstandes des Herzens (R_i) verstanden. Man kann den inneren Widerstand des Herzens — wie es *Schellong* in anderem Zusammenhang getan hat — auch als „Aktionswiderstand" bezeichnen.

Da wir im vorgenannten Beispiel Werte gewählt haben, wie sie zu Beginn und Ende einer Ausschwemmung ohne weiteres vorkommen können, ergibt sich, daß der auf Grund obiger Formel errechnete Wert des KIW von 9 kΩ in der Größenordnung liegt, wie er bei Dystrophischen angenommen werden kann.

Entsprechend der früher geschilderten Umwandlung des epikardialen bzw. mediastinalen Fettgewebes in gallertiges sind derartige Änderungen des parallelen Ohmschen Widerstandes leicht verständlich. Hierbei dürfte die Verbesserung der Leitfähigkeit bzw. Verkleinerung des Ohmschen Widerstandes größenordnungsmäßig bis zum Zehnfachen betragen. Aber selbst wenn diese eine wesentlich geringere ist, würde dies zur Deutung der unterschiedlichen Amplitudenverhältnisse während der Ausschwemmungsphase ausreichen, da bereits auch so ein größerer[2] „Nebenschluß" *(Shunt)* bewirkt wird.

Es dürfte somit erwiesen sein, daß die während Dystrophie beobachteten Ekg-Veränderungen, soweit es die *unterschiedliche Amplitudenabnahme* der *R-, S-* und *T-Zacke* betrifft, *vorwiegend* durch *Änderungen* des *parallelen Ohmschen Widerstandes*[1] im *elektrischen Feld* bedingt sind. Hingegen lassen sich Unterschiede in der Dauer der Erregungsausbreitung oder des Erregungsrückgangs *nicht* so erklären (vgl. S. 35).

Kommt es im Verlauf der Ausschwemmungsphase zu *keiner* „Erholung" der Zackenamplitude, so darf man annehmen, daß eine Rückbildung der degenerativen Veränderungen, welche die geringere Feldstärke bewirkt haben, *nicht* erfolgt ist. So sind auch die Fälle zu deuten, in denen peripher und praecordial eine Niederspannung von R und T beobachtet worden ist. Es handelte sich hierbei fast ausnahmslos um Fälle ungünstiger Prognose. Die Verstorbenen der betreffenden Untergruppe wiesen nicht nur *degenerative* Veränderungen des Fettgewebes im Sinne gallertiger Umwandlung, sondern auch solche des Herzmuskels selbst (braune Atrophie) auf. Elektrophysiologisch betrachtet bedeutet letzteres – da nach *Schaefer* je 2 oder je 3 Herzmuskelelemente, das heißt wahrscheinlich die durch Glanzstreifen ab-

---

1 Hingegen scheiden *Änderungen der parallelgeschalteten Kapazität* als Ursache aus, da sie größenordnungsmäßig nicht innerhalb des durch Messung an der Leiche bestimmten Bereichs von etwa 100 pF lagen (vgl. auch das Diagramm der Abb. 13). Im übrigen kommen bei dem elektrischen Feld um das Herz als Generator wahrscheinlich keine echten Kapazitäten vor. Es dürfte sich vielmehr um Laufzeiterscheinungen infolge verschiedener Zusammensetzung der Widerstände im elektrischen Feld handeln. Diese „Scheinkapazität" dürfte Folge der unterschiedlichen Erregungsorte sein.

2 Umgekehrt wird bei Verkleinerung des Nebenschlusses, also Vergrößerung des Ohmschen Parallelwiderstandes – im Tierexperiment durch Auftropfen von Paraffinöl auf das Herz nach Thoraxeröffnung – erst dann zu einer Amplitudenabnahme führen, wenn ein Ölfilm das Herz bis zu den Elektroden umgibt und so zusätzlich zum Ohmschen Parallelwiderstand ein Serienwiderstand tritt.

gegrenzten Bezirke[1], hintereinandergeschaltet sein können --, daß die elektrische Spannung des Herzens abnimmt (falls man den berechtigten Vergleich mit einer sonstigen Spannungsquelle, zum Beispiel einem Akkumulator, zieht). Hinzu kommt, daß auch die Stromstärke (analog einer verkleinerten Plattengröße eines Akkumulators) infolge Verschmälerung der Herzmuskelfaserbündel geringer wird.

Demgegenüber scheint das „intrakardiale" Ödem bei Dystrophie geringere Bedeutung zu haben, da zum Beispiel vergleichsweise das „Mantelödem" des Beri-Beri-Herzens keine Niederspannung bewirkt, dies andererseits ebenfalls einen „intrakardialen Nebenschluß" zur Folge haben müßte. Es unterscheidet sich eben die elektrische Leitfähigkeit des Herzmuskels nicht wesentlich von derjenigen der Ödemflüssigkeit, während die gallertige Umwandlung des epikardialen Fettgewebes die oben gekennzeichneten beträchtlichen Unterschiede bedingt.

Daß auch eine vermehrte Transsudation in den Herzbeutel, wie sie nicht selten bei Dystrophie angetroffen wird, Änderungen der Amplitude der R-, S- und T-Zacke auslösen kann, vermochten wir in gemeinsam mit *Stoboy* angestellten Versuchen (experimentelle Perikardergüsse durch Varicocid) zu belegen.

Die *weiteren Möglichkeiten* des Zustandekommens einer *Amplitudenverkleinerung treten* gegenüber der hier vorgelegenen physikalisch-analytischen Deutung *zurück*. So kommt zum Beispiel die Möglichkeit durch Frequenzsteigerung nicht in Betracht, wie wir sie etwa sofort nach einem Kniebeugenbelastungsversuch sehen, da die Frequenz in der Mehrzahl der Fälle normal oder sogar unterhalb der Norm lag und nur gelegentlich tachykard war. Ferner ist eine Erhöhung des Schlagvolumens, welche nach *Schwingel* eine weitere Ursache von Amplitudenabnahme der R- und T-Zacke darstellen soll, nicht wahrscheinlich, da in den von *Landes* untersuchten Fällen eine Erhöhung des Schlagvolumens vermißt wurde. *Stollreiter* hat ebenfalls in seinen Bestimmungen bei pathologischer Frequenzerniedrigung eine nennenswerte Schlagvolumenerhöhung zumeist nicht gefunden. Auch die venöse Zirkulationsstörung, die zum Beispiel *v. Ungvary* als Ursache einer

[1] 1–3 Glanzstreifen (denen wohl die Aufgabe von „Schotten" zukommt, um willkürliches Überspringen der Erregung zu verhindern) scheinen eine elektrophysiologische Einheit zu bilden, die man vielleicht mit dem Ausdruck „Myon" belegen könnte. Dieses „Myon" würde dann jeweils von einem gemeinsamen Nervenstämmchen versorgt. Daß eine solche Auffassung zulässig ist, geht einmal aus Versuchen von *Schaefer* und *Schölmerich* am Katzenherzen hervor, wonach eine „elektrophysiologische Einheit" im Herzmuskel „gerade unterhalb der Grenze des mit dem Auge Sichtbaren liegt". Diese Sichtbarkeitsgrenze würde insofern auf die Verhältnisse des Katzenherzens zutreffen, als die Glanzstreifen bei diesem ziemlich weit auseinander liegen (mündliche Mitteilung von Herrn Professor *Dobberstein*). Weiterhin würde diese Auffassung durch Untersuchungen *Linzbachs* bekräftigt. *Linzbach* fand bei histologischer Untersuchung über segmentale Verfettung bei degenerierten Herzen eine verschiedene Anfärbbarkeit der einzelnen Glanzstreifenbezirke, woraus auch eine intravitale Bedeutung der Glanzstreifen zu folgern ist. Dies ist seit 1897 erstmals bekannt (*Hoche* zit. nach *Körner*).

Amplitudenminderung (in seinen tierexperimentellen Versuchen mit Unterbindung der venösen Schenkel der Coronarien) anschuldigt, kommt nicht in Betracht; denn in allen unseren Fällen wurde nie über anginöse Beschwerden geklagt, die auf Zirkulationsstörungen des Herzens hindeuteten[1]; zum anderen führt *v. Ungvary* zur Stütze seiner Theorie die Beobachtung an, daß beim Übergang von normalem Sinusrhythmus in Vorhofflimmern (das er gleichfalls auf eine venöse Zirkulationsstörung zurückführt) eine Amplitudenabnahme der R-Zacke entstehe, die sich bei Regularisierung zurückbildete. Dies konnten wir jedoch nicht bestätigen, da zum Beispiel beim Übergang von thyreotoxisch bedingtem Vorhofflimmern in Sinusrhythmus die R-Zackenamplitude stets unverändert blieb.

Die bereits erwähnten Versuche (experimentelle Perikardergüsse am Frosch- und Katzenherzen) haben außer den bereits beschriebenen Amplitudenänderungen von R, S und T ergeben, daß bezüglich des *Abgangs von ST* Bilder entstehen können, wie sie auch bei der menschlichen Perikarditis zu beobachten sind, obgleich bei einem Teil der Versuchstiere entzündliche Veränderungen des Subepikards nicht vorlagen. Es konnte hierbei sowohl zu erhöhtem als auch gesenktem Abgang von ST kommen. Vielleicht ist für einen Teil unserer Fälle mit ST-Veränderungen, soweit sie eine vermehrte Transsudation in den Herzbeutel aufwiesen, diese Deutung berechtigt.

Für die Mehrzahl der Fälle mit *bogenförmig* erhöhtem Abgang von ST dürften indessen ähnliche Verhältnisse wie bei *vegetativ Labilen* vorliegen. Dies trifft vornehmlich auf solche Ekg. zu, bei denen der erhöhte Abgang in Einklang mit dem Positionstyp steht. Auch Ekg. mit nicht bogenförmigem Übergang in ST, sondern erhaltener S-Zacke, können auf vermehrte vegetative Labilität bezogen werden, wobei nicht immer gleichzeitig auch eine ausgesprochene respiratorische Sinusarhythmie vorliegen muß (vgl. auch *Petrides* sowie *Simson, Henschel* und *Keys*).

Im Gegensatz hierzu sind Fälle mit erhöhtem Abgang von ST und zugleich deutlicher, spitznegativer oder plumper S-Zacke (die erstere wäre als „Zwischenzacke“ nach *Kisch* zu bezeichnen) sowie fehlenden Amplitudenschwankungen von S sowie subnormaler R-Zackenamplitude bereits als Ausdruck einer „degenerativen Schädigung“ des Herzmuskels zu werten.

Diese Auffassung steht in Einklang mit Ergebnissen *Radnais* und konnte durch Befunde, die gemeinsam mit *Stoboy* in einer weiteren Versuchsreihe

[1] Auch arterielle Zirkulationsstörungen des Coronarkreislaufs dürften demnach als Ursache der ST-Veränderung ausscheiden, wenngleich in unseren Versuchen am Frosch nicht außer acht gelassen werden darf, daß eine andere Art der Blutversorgung des Herzens vorliegt. Sie erfolgt durch Stomata des Endokards, da beim Frosch Coronargefäße fehlen. Aber auch beim Katzenherzen, das über ein regelrechtes Coronarsystem verfügt, konnten wir ähnliche Versuchsergebnisse gewinnen.

bei experimenteller Perikarditis (umschriebene intraperikardiale Varicocidinjektionen, die zu lokalisierten subepikardialen, histologisch gesicherten Alterationen am Katzen- und Froschherzen führten) belegt werden.

Demgegenüber fallen Ekg., die betonte S-Zacken auf Kosten der R-Zacke zeigen, und wenn dieses Bild durch Drehung des Herzens im Gegenuhrzeigersinn zustande kommt (vorgetäuschte Niederspannung von R infolge geänderter Projektion der elektrischen Achse zu den Ableitungsstellen), außer Betracht. In solchen Fällen würden übrigens bei Abtastung im „Brustwandkreis" *(Wendt)* an irgendeinem Punkte große Zackenausschläge zu erwarten sein.

Außer der bereits gedeuteten Amplitudenverkleinerung kamen gelegentlich *überhöhte* Amplituden von R und T vor. Da diese überhöhten Amplituden häufiger in den Initialstadien bzw. leichteren Fällen von Dystrophie anzutreffen sind, so liegt nahe, die Amplitudenzunahme in Verbindung mit dem bei Dystrophischen veränderten vegetativen Tonus zu bringen, da vegetative Labilität bekanntlich ebenfalls zu überhöhten Ausschlägen führt. Vor Einführung des Spannungs-EK hatte man die überhöhten Amplituden auf die feuchte Haut der vegetativ Labilen bezogen, doch konnte diese Begründung, seitdem derartige Befunde auch mit dem Spannungs-EK zu erhalten waren, nicht länger aufrecht erhalten werden. Auch Lageänderungen des Herzens können nicht ausschlaggebend sein: Während bei Kindern die überhöhten Amplituden auf eine relativ größere Anliegefläche des Herzens an der Thoraxinnenwand bezogen werden, trifft dies gerade bei den vegetativ Labilen und den Dystrophischen wegen der hier oft vorhandenen Steillage des Herzens nicht zu. Ob die bei Dystrophie beobachtete Veränderung des Ka-Ca-Ionen-Antagonismus unmittelbar eine Rolle spielen kann (vgl. *Mellinghoff* und *Mellinghoff* und *van Lessen*), ist noch unbewiesen.

Wesentlicher erscheint uns – für die Fälle, die nicht gleichzeitig eine relativ schmale QRS-Gruppe aufweisen – folgende Möglichkeit zur Entstehung überhöhter Zackenamplituden, wie sie durch leichteste Schädigung der Herzspitze (z. B. von Rana esc. temp. mittels zartem Pinzettendruck oder sehr geringem Sog) experimentell belegt werden kann. So ist das Ekg der Abb. 19 mit überhöhten R-Zacken und der Ausbildung eines „T en dôme" dadurch gewonnen worden, daß mit einer apikal angesetzten Saugelektrode nur sehr gering angesogen wurde. Es kommt hierbei zunächst noch nicht zu einer nennenswerten Verbreiterung von QRS. Erst bei stärkerem Sog tritt zusätzlich eine Verbreiterung der QRS-Gruppe sowie zunehmende monophasische Deformierung der Nachschwankung auf.

Abschließend seien noch einige Bemerkungen der PQ-*Dauer* gewidmet, die in zahlreichen Fällen an der unteren Grenze der Norm lag oder, bezogen auf die Frequenz nach *Albers* und *Scheer,* relativ verkürzt war. Die relative Verkürzung der Überleitungszeit trat, wie bereits eingangs erwähnt, in Gruppe II, also bei den leichteren Fällen von Dystrophie, deutlicher als in Gruppe I zutage: nicht zuletzt wohl deshalb, weil Bradykardien in Gruppe II häufiger vorkamen. Versucht man eine Deutung dieser relativen Verkürzung von PQ, so kommen vorwiegend drei Möglichkeiten in Betracht:

Erstens könnte es sich um Vagotoniker mit sogenanntem paradoxem Vaguseffekt handeln. Normalerweise bewirkt nämlich Vagusreiz nach *Saito* tierexperimentell eine Verkürzung der relativen PQ-Dauer. Da Ekg. mit relativ verkürzter PQ-Zeit nicht immer „Vagotoniker-Ekg" *(Korth)* sind, so müßte man folgern, daß die Ansprechbarkeit für parasympathische Reize nicht in allen Herzabschnitten dieselbe ist. Die Erregbarkeitsgrenze würde demnach

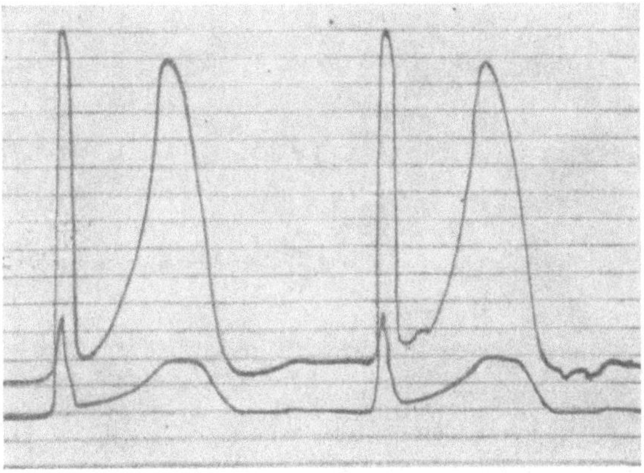

Abb. 19. Ausbildung eines „T en dôme" bei leichter apikaler Schädigung durch minimalen Saugdruck. Saugelektrode an Spitze des peridardentblößten Herzens, Nadelelektrode an Froschmaul. Getrennter Verstärker-Eingang.

für die atrioventrikuläre Leitungsbahn in dem Bereich liegen, in dem ein kleiner Vagusreiz zu gegenteiligen Wirkungen führt wie ein großer. Ähnliche Erscheinungen lassen sich zum Beispiel bei allen Pharmaka beobachten, die zur Gruppe der sogenannten Potentialstoffe gehören, die also auf das vegetative Nervensystem einwirken. So hat zum Beispiel eine kleinste Menge Atropin, intravenös verabfolgt, einen Vagusreiz, höhere Dosen hingegen eine Vagusdämpfung zur Folge. Andererseits können quantitativ gleiche Reizungen des Parasympathikus in dem einen Organ bzw. Organabschnitt eine parasympathische, in einem anderen eine sympathische Reizwirkung entfalten. Demnach sind Begriffe wie zum Beispiel: amphotone Wirkung eines Reizes auf das vegetative Nervensystem, vegetative Ausgangslage (einschließlich des *Wilder*schen Ausgangswertgesetzes)[1] sowie die *Arndt-Schulz*sche

[1] Vgl. auch *Zipp*.

Regel, wonach kleine Dosen des gleichen Potentialstoffes eine Erregung fördern, höhere Dosen sie hingegen hemmen, miteinander verknüpft. Interessant ist in diesem Zusammenhang auch die Feststellung, daß im Gegensatz zu den sonstigen negativen Wirkungen des Parasympathikus am Herzen Vagusreiz die Chronaxie positiv beeinflußt (zit. nach *Schaefer*). Man hat dies ein „Sicherheitsventil der Erregungsleitung" genannt, um das Erfolgsorgan nicht noch stärker ergotrop zu beeinflussen, als es zum Beispiel unter Sympathikusreiz bereits geschieht. Umgekehrt wird bei vagotoner Einstellung des Herzens die Erregung gebahnt bzw. die Erregungsleitung gefördert. Man kann sich also unschwer vorstellen, daß ganglionäre Umschaltstellen im Vorhof-Kammer-Reizleitungs-System, wie sie auf Grund der an sich normalerweise relativ

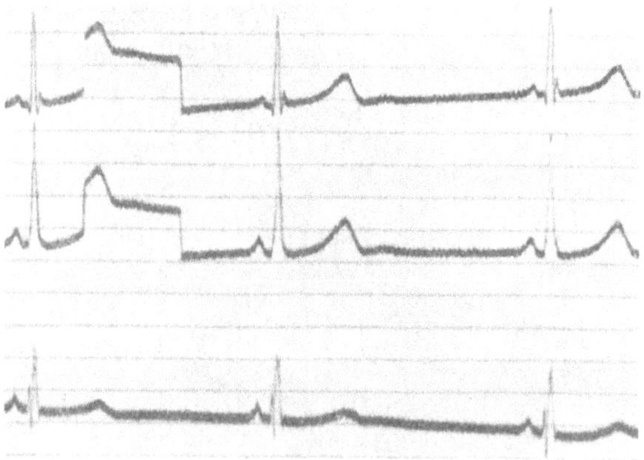

Abb. 20. „Positiver" AV-Rhythmus: Spitzpositive P-Zacke, PQ-Zeit 0,07 sec. bei einer Frequenz von 75 Schl./min. (Pat. Günther F.) Ekg. Nr. 57288. Chronischer Erschöpfungszustand.

langen PQ-Zeit zu fordern sind, infolge einer zunächst geringen ödematösen Durchtränkung des Herzens die Erregung schneller umschalten, das heißt besser leiten. Analog hierzu hat bekanntlich Nikotin in kleinster Dosis eine Förderung der Erregungsleitung, in hoher Konzentration eine Blockierung der ganglionären Umschaltstellen zur Folge. Wir möchten also in Weiterentwicklung der Gedankengänge von *Spühler* und *Öhnell* annehmen, daß nicht nur *Verlängerung*, sondern auch relative *Verkürzung* der PQ-Zeit eine atrioventrikuläre Leitungsstörung, wenngleich eine solche geringeren Grades („I. Grades"), bedeutet.

Außer diesen beiden Möglichkeiten – paradoxer Vaguseffekt bzw. atrioventrikuläre Leitungsstörung ersten Grades – könnte auch noch an einen „positiven AV-Rhythmus" vom oberen Teil des AV-Knotens gedacht werden. Vielleicht zählen hierzu Fälle mit spitzpositiven, nicht respiratorisch veränderten P-Zacken (Abb. 20). Zum Unterschied davon zeigen die vorher-

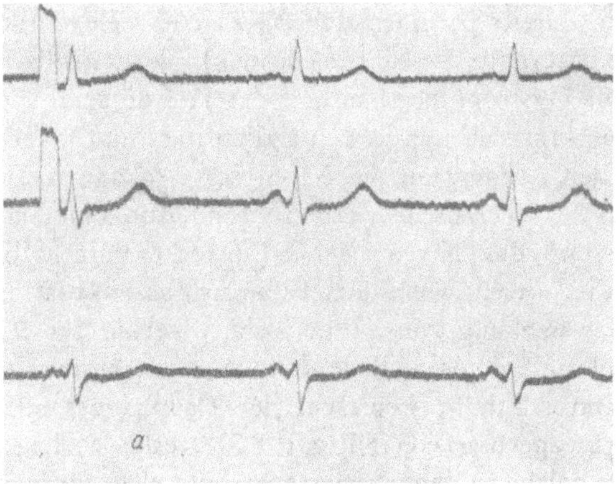

Abb. 21.

a Verkürzte PQ-Zeit von 0,08 sec. bei einer Frequenz von 80 Schl./min. mit gleichzeitiger Senkung von ST_{II} und ST_{III} in Ruhe.

Nach Kniebeugenbelastung trat keine Zunahme der Senkung von ST ein.

(Pat. Paul Sch., 68 J., chronischer Erschöpfungszustand, keine anginösen Beschwerden.) Auch nach Atropin- oder orthostatistischer Belastung änderte sich das Bild nicht (hier nicht abgebildet).

genannten Fälle mit sogenanntem paradoxem Vaguseffekt häufig einen Amplitudenwechsel von P, der oft mit respiratorischen Schwankungen einhergeht. Betonte T-Zacken können hingegen in beiden Fällen vorkommen und sind als Unterscheidungsmerkmal wohl nicht dienlich. Derartige Fälle mit sogenanntem positivem AV-Rhythmus (vgl. auch *Leposchkin*) scheinen allerdings selten zu sein.

In den Fällen von atrioventrikulärer Leitungsstörung I. Grades kann die relativ verkürzte PQ-Zeit[1] mit oder ohne gleichzeitige Senkung von ST einhergehen. Bereits bei normaler PQ-Zeit ist gelegentlich eine Senkung der PQ-Strecke unterhalb des Niveaus der Nullinie zu beobachten; dies scheint bei den Ekg. der Dystrophiker häufiger der Fall zu sein. Diese Senkung der PQ-Strecke überträgt sich nun in den Fällen mit relativ verkürzter PQ-Zeit besonders auf den Anfangsteil der ST-Strecke, so daß hierdurch eine echte Senkung von ST vorgetäuscht werden kann (Abb. 21). Da aber nach bisheriger Auffassung das Niveau der ST-Strecke unterhalb dem der PQ-Strecke liegen muß (auch, wenn letztere an sich gesenkt ist), so ist hieraus zu folgern, daß der Senkung von ST bei relativ verkürzter PQ-Zeit durchaus nicht immer eine pathologische Bedeutung zugemessen werden darf. Dies erscheint nur dann statthaft, wenn bei der Ösophagussondenableitung eine gegensinnige Verlagerung von ST zur PQ-Strecke vorliegt, während normalerweise eine solche in nennenswertem Maße nicht vorhanden sein dürfte. Im Gegensatz dazu kann die als „paradoxer Vaguseffekt" bzw. autonom-nervös gedeutete relative Verkürzung der PQ-Zeit sich nach Belastung zumindest *relativ* etwas zurückbilden. Übrigens zeigten unsere Patienten mit verkürzter PQ-Zeit und gleichzeitiger Senkung von ST keine Zunahme der Senkung nach Kniebeugen-, orthostatischer oder Atropinbelastung im Vergleich zum Ruhe-Ekg.

---

[1] Nach *Holzmann* kann verkürzte PQ-Zeit in seltenen Fällen auch bei Herzgesunden beobachtet werden.

ZUSAMMENFASSUNG

Es wurde versucht, innerhalb zweier Patientengruppen mit Dystrophie (Gruppe I: 42 stationäre, Gruppe II: 196 ambulante Patienten) elektrokardiographische Merkmale für dieses Zustandsbild aufzufinden. In nahezu allen Fällen der Gruppe I und einem Drittel der Fälle von Gruppe II traten ein- oder mehrfach innerhalb der Verlaufsserie eines Patienten Abweichungen von der Norm auf. Diese bestanden in einer abnormen Verkürzung von PQ (mit oder ohne gleichzeitiger Senkung der ST-Strecke), absoluter oder relativer Amplitudenverkleinerung von R in der peripheren oder praecordialen bzw. gleichzeitig in diesen Ableitungen, Abflachungen und gelegentlichen Überhöhungen von T und R, unterschiedlichem Verhalten der T/R-Amplitude (sowohl hinsichtlich der einzelnen Gruppen als auch bezüglich individueller Schwankungen im Verlauf der stationären Beobachtung).

Zuweilen kamen Störungen der Reizbildung, zumeist als supraventrikulärer Extrasystolie sowie der Reizleitung vor. Diese äußerten sich in geringfügiger intraventrikulärer, besonders aber in atrioventrikulärer Leitungsstörung mit abnormer Verkürzung, seltener Verlängerung der PQ-Zeit.

Die durchschnittliche Ruhefrequenz lag bei den nicht verstorbenen Patienten im Bereich der Norm, wenngleich gelegentlich auch ausgesprochene Bradykardien (vom Sinusknoten oder als Ersatzrhythmus vom AV-Knoten mit Frequenzangleichung) gesehen wurden.

Bezüglich der Häufigkeit der Ekg-Veränderungen überwog das männliche Geschlecht. Das Durchschnittsalter betrug 52 Jahre, die Letalität der Gruppe I, die auch schwerste Fälle von Dystrophie umfaßte, lag bei 24%. Bei letalem Ausgang waren die Veränderungen zumeist irreversibel. Prognostisch am ungünstigsten verliefen die Fälle mit peripherer und praecordialer Niederspannung von R und T.

Die beschriebenen Ekg-Merkmale, insbesondere wenn mehrere zusammentrafen, wurden auf die Dystrophie bezogen. Dies ergab sich einmal daraus, daß der Serumeiweißspiegel der Gruppe I im Mittel auf 5,85 g% herabgesetzt war und sich bei den ad domum entlassenen Patienten besserte, bei den Verstorbenen hingegen gleich niedrig blieb; zweitens kam es zu einem teilweisen oder völligen Rückgang der elektrokardiographischen Veränderungen bei Besserung des klinischen Bildes, wobei neben der T-Zacke, der Form des Abgangs von ST und deren Formgestalt gerade auch die R-Zackenamplitude peripher und vor allem praecordial sich als ein recht empfindlichen Kriterium erwies; drittens wurden ausnahmslos bei den autoptisch kontrollierten Fällen degenerative Veränderungen des Herzmuskels bzw. gallertige Degeneration des epikardialen oder mediastinalen Fettgewebes angetroffen.

Die Ekg-Befunde waren nicht rein altersbedingt zu erklären, da das Durchschnittsalter verhältnismäßig niedrig lag; sie wurden vielmehr auf die geänderten Widerstandsverhältnisse innerhalb des elektrischen Feldes bezogen, die sich zum Teil aus den degenerativen Veränderungen des Herzens, zum Teil aus dem Wasserreichtum der benachbarten Organe, insbesondere des gallertig umgewandelten Fettgewebes erklären ließen.

Im physikalisch-physiologischen Versuch wurde unter Berücksichtigung der genannten autoptischen Befunde das Verhalten der R- und T-Zackenamplitude sowie des Verhältnisses T/R bei Dystrophie rekonstruiert. Mittels dieser physikalischen Analyse ergab sich zugleich eine einfache Methode, den Körperinnenwiderstand, wie er sich für den Stromweg jeder einzelnen Ekg-Zacke ergibt, zu bestimmen. Bei weiterem Ausbau erscheint die Meßanordnung als ergänzendes Diagnostikum geeignet. Schließlich wurde auf die in leichteren Fällen von Dystrophie beobachtete sogenannte „Überspannung" von R und T und die Verkürzung der PQ-Zeit mit oder ohne gleichzeitige Senkung von ST näher eingegangen.

Eine sorgfältige Ekg-Analyse erscheint somit geeignet, die Abgrenzung der primär kardialen von den primär dystrophischen Formen der Herzinsuffizienz zu erleichtern. Der geänderte Erregungsablauf ergibt daneben bei manchen Fällen, in denen eine kardiale Insuffizienz im klinischen Bilde zunächst nicht in Erscheinung tritt, erste Hinweise für das Vorliegen einer gestörten Herztätigkeit.

SCHRIFTTUM

Aalsmeer und *Wenckebach,* Herz und Kreislauf bei der Beri-Beri-Krankheit, Berlin und Wien 1929.
Albrecht, Gemeinsame Versuche 1947–1948.
Athanasiou, Z. Kreislaufforschg. *37,* 193 (1948).
Bansi, Med. Klinik *41,* 273 (1946).
Barczyk, Klin. Wschr. *1947,* 428; Dtsch. med. Wschr. *1948,* 210.
Beaussart, Feuillet und *Seques,* zit. nach v. Kreß und Langecker (s. d.).
Benedetti und *Sabena,* Arch. Pat. e Clin. med. *17,* 491 (1937).
Berg und *Berning,* In *Handloser:* Innere Wehrmedizin.
Berning, Die Dystrophie, Stuttgart 1949; Med. Klinik *1937,* 1711.
Bürger, Z. exp. Med. *8,* 303 (1919) und Erg. inn. Med. *18,* 189 (1926).
Crile, zit. nach Wendt (s. d.).
Dalicho und *Klotzbücher,* Dtsch. med. Wschr. *1949,* 72.
Dobberstein, Mündl. Mitteilung 1949.
Dürck, zit. nach Berning (s. d.).
Eggers, Ärztl. Verein Hamburg, Sitzg. v. 5. 11. 1946; Klin. Wschr. *1949,* 6.
Einthoven und *Bijtel,* Pflügers Arch. *198,* 439 (1923).
Eisenkolb, Dr. phil., Gemeinsame Versuche 1947.
Esser und *Dumont,* Acta Biol. Belg. *2,* 246 (1942).
v. Falkenhausen, Ärztl. Verein Hamburg, Sitzg. v. 11. 11. 1946.
Freiberger, Der elektrische Widerstand des menschlichen Körpers.
Fricke, zit. nach Wendt (s. d.).
Gaarz und *Weber,* Wiss. Ver. Siemens, *7,* 286 (1928).
Glauner, Dtsch. med. Wschr. *1948,* 574.
Gerstner, Pflügers Arch. *250,* 125 (1948).
Giese, Vortrag 31. Tag. Nordwestdtsch. Ges. inn. Med. Hamburg 1947; Klin. Wschr. *32* (1948); Verhandlung Path. Ges. Breslau 1944 und Dortmund 1948.
Gildemeister, Handbuch d. Physiologie *8* (1929).
Govaerts und *Lequime,* Bull. Acad. Méd. Belg. *6,* 260 (1942).
Groedel, Das Elektrokardiogramm *1,* 127 (Dresden 1934).
Groedel und *Koch,* Z. Kreislaufforschg. *25,* 794 (1933).
Hadorn, Arch. Kreislaufforschg. *2,* 70 (1937).
Hecht und *Korth,* Z. Kreislaufforschg. *29,* 577 (1937).
Hegglin und *Holzmann,* Klin. Wschr. *1937,* 1146; Z. klin. Med. *132,* 1 (1937).
Heilmeyer, Med. Klin. *1946,* 241.
Hemingway und *McClendon,* zit. nach Wendt (s. d.).
Hoche, Bibliogr. anat. *5* (1897), zit. nach Körner.
Hoffmann und *Holzer,* Dissertation (noch nicht abgeschlossen), Z. Kreislaufforschg. *28,* 113 (1936).
Holzmann, Klinische Elektrokardiographie, Zürich 1945; Arch. Kreislaufforschg. *1,* 2 (1937).
Hosmer und *Rowland,* zit. nach Wendt (s. d.).
Ickert, Dtsch. Med. Wschr. *1946,* 99.

Kahlson, Handbuch d. biologischen Arbeitsmethoden, 615 (1929); Pflügers Arch. *220*, 132 (1928).
Kisch, Cardiologia (1937) *1*, 17.
Klotzbücher, Klin. Wschr. *26*, 289 (1948).
Körner, Arch. Kreislaufforschg. *1*, 358 (1937).
Korth, Klinische Elektrokardiographie, Berlin und Wien 1941.
v. Kreß und *Langecker*, Ärztl. Wschr. *1*, 5 (1946).

Landen, Z. Kreislaufforschg. *38*, 22 (1949).
Landes, Klin. Wschr. *22*, 141 (1943).
Landes und *Arnold*, Klin. Wschr. *1947*, 654.
Lepeschkin, Das Elektrokardiogramm, Dresden und Leipzig 1947.
Liechti und *Stephan*, Arch. Kreislaufforschg. *13*, 287 (1944).
Linzbach, Virchows Arch. *314*, 600 (1947); Zentralblatt f. Allgem. Pathol. *85*, 226 (1949); Mündl. Mitteilg. 1945—1949.
Lueg, Z. f. klin. Med. *104*, 355 (1926); Klin. Wschr. *1930*, 606; Z. f. klin. Med. *106*, 212 (1927).
Lueg und *Gaarz*, Z. exp. Med. *95*, 572 (1935).
Lullies, In *Abderhalden*: Handbuch der biologischen Arbeitsmethoden, Abt. V, Teil 5, 1171, Berlin und Wien 1936.

Maase und *Zondek*, Das Hungerödem, Leipzig 1920; Berliner Klin. Wschr. 861 (1917).
Mellinghoff, Dtsch. Arch. klin. Med. *194*, 277 (1949).
Mellinghoff und *van Lessen*, Dtsch. Arch. klin. Med. *194*, 285 (1949).
Mißke, Arch. Kreislaufforschg. *2*, 267 (1938).
Mißke und *Brugsch*, Z. Kreislaufforschg. *26*, 833 (1934).

Neftel, Z. klin. Med. *140*, 16 (1941).

Öhnell, Acta med. scand. (Stockh.) Suppl. 152 (1944).

Petrides, Z. Kreislaufforschg. *34*, 471 (1942).

Radnai, Z. Kreislaufforschg. *29*, 18 (1937).
Ratschow, Pro Medico *1948*, 65.
Reindell und *Klepzig*, Z. ges. inn. Med. *1948*, 193.
Rothberger, Handb. d. norm. u. path. Physiologie *7 I*, 523 (Berlin 1926).

Saito, Acta Scholae med. Kyoto *16*, 117 und 127 (1933).
Schaefer, Die Elektrophysiologie, Bd. I und II, Wien 1940.
Schaefer, *Peña* und *Schölmerich*, Pflüg. Archiv *246*, 728 (1943).
Schaefer und *Trautwein*, Pflügers Archiv *251*, 417 (1949).
Schellong, Verh. dtsch. Ges. inn. Med. *42*, 263 (1936); Z. ges. exp. Med. *50*, 488 (1926).
Scheer und *Albers*, Z. Kreislaufforschg. *32*, 87 (1940).
Schwingel, Dtsch. med. Wschr. *1937 I*, 434.
Schittenhelm und *Schlecht*, Z. exper. Med. *9*, 1 (1919).
Schultze, Z. Kreislaufforschg. *37*, 185 (1948).
Schwarz, s. *Pape*, Wien. klin. Med. *18*, 285 (1947).
Shipley und *Hallaran*, Am. Heart J. *11*, 326 (1936).
Simson, *Henschel* und *Keys*, Am. Heart J. *35*, 584 (1948).
Spühler, Cardiologia *3*, 244 (1939).
Stachoviak, zit. nach *Wendt* (s. d.).
Stoboy, Dissertation.
Stollreiter, Klin. Wschr. *1947*, 269.
Ströder, Ärztl. Wschr. *1947*, 724.

Thorel, Arch. f. Anat. u. Phys. *1884*, 497.

v. Ungvary, Z. Kreislaufforschg. *37*, 355 (1948); *37*, 441 (1948); *37*, 378 (1948).

Vilbig, Lehrb. d. Hochfrequenz-Technik, Leipzig 1945.

Waider, Dtsch. Arch. klin. Med. *188*, 297 (1942).
White und *Mudd*, J. clin. Invest. *7*, 387 (1929).
Wiese, Dipl.-Ing., Mündl. Mitteilung 1949.
Wendt, Die physikalische Analyse des Elektrokardiogramms vom gesunden und kranken Herzen, Leipzig 1946.
Wilder, s. *Zipp*.
Winternitz, Z. Kreislaufforschg. *23*, 452 (1931).
Woljerth und *Wood*, zit. nach *Holzmann* (s. d.).
Yasaki und *Mandai*, Acta Scholae med. Kyoto *14*, 127 (1931).
Zipp, Klin. Wschr. *1947*, 545.

LOTHAR WENDT

Die Ermittlung des Erregungsablaufs in ungeschädigten und geschädigten Herzen durch Analyse des Elektrokardiogramms und des Vektordiagramms

Unsere derzeitige Ekg-Diagnostik beruht auf dem Analogiebeweis. Ihr zugrunde liegt die nicht zutreffende Voraussetzung, daß einer bestimmten Herzkrankheit stets eine bestimmte Ekg-Veränderung entspräche. Zahlreiche Unstimmigkeiten zwischen elektrokardiographischer und klinischer Herzdiagnose waren die Folge. Mit Hilfe einer Kausalanalyse des Ekg und unter Ausdehnung der Ergebnisse dieser Ekg-Analyse auf das Vektordiagramm (VD) wird eine kausalbegründete Diagnosestellung erzielt. Dabei werden die Vorteile und Nachteile der Elektrokardiographie und Vektordiagraphie gegeneinander abgewogen und ihre Grenzen abgesteckt. Die Kausalanalyse lehrt, daß eine scheinbar kennzeichnende Kurvenform des Ekg oder VD keine Diagnose ermöglicht, sondern nur etwas aussagt über Form und Ablauf der Erregung in dem betreffenden Herzen. Erst wenn man diese Erregungsform und ihre pathologische Abänderung im jeweiligen Einzelfall in Beziehung setzt zu den verschiedenen biologischen Qualitäten ungeschädigter, geschädigter und verletzter Muskulatur, kommt man zur Kausaldiagnose, die durch mehrere Lehrsätze unserer derzeitigen klinischen Elektrokardiographie widerlegt werden.

84 Seiten - 1949
DM 12.50
(Best.- und Verl.-Nr. 2002/47/6)

(in: Abhandlungen der Deutschen Akademie der Wissenschaften zu Berlin)

HANS NACHTSHEIM — HANS KLEIN

Hydrops congenitus universalis beim Kaninchen, eine erbliche fetale Erythroblastose

In der Arbeit wird der erste Fall einer erblichen fetalen Blutkrankheit beim Tier (Kaninchen) beschrieben, die in ähnlicher Weise auch beim Menschen vorkommt und hier in den letzten Jahren besondere Aufmerksamkeit dadurch gefunden hat, daß bestimmte Zusammenhänge zwischen dieser Krankheit und einem neu entdeckten Blutfaktor, dem sogenannten Rh- oder Rhesus-Faktor, festgestellt wurden. Der Nachweis der gleichen Krankheit bei einem dem Experiment so leicht zugänglichen Tier wie dem Kaninchen eröffnet die Möglichkeit, die in Frage kommenden Probleme mit Hilfe des Tierversuchs in Angriff zu nehmen.

72 Seiten - 1948
25 Abb. — 16 Tab.
DM 7.50
(Best.- und Verl.-Nr. 2002/47/5)

(in: Abhandlungen der Deutschen Akademie der Wissenschaften zu Berlin)

Bestellungen an eine Buchhandlung erbeten

AKADEMIE-VERLAG · BERLIN NW 7

FSC
www.fsc.org
MIX
Papier | Fördert
gute Waldnutzung
FSC® C083411

Kolibri 360 GmbH
Ferdinand-Jühlke-Straße 7
99095 Erfurt, Deutschland
produktsicherheit@kolibri360.de